面向人民健康
提升健康素养

相约健康百科丛书

U0245407

面向人民健康
提升健康素养

相约健康百科丛书

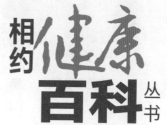

就医问药系列

这样用药更安全

主编 ∥ 赵荣生　赵志刚

人民卫生出版社
·北京·

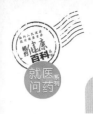

陈竺院士
说健康

总　序

人民健康是现代化最重要的指标之一，也是人民幸福生活的基础。党的二十大报告明确到 2035 年建成健康中国。社会各界，尤其是全国医疗卫生工作者，要坚持以人民为中心的发展思想，把保障人民健康放在优先发展的战略位置，加快推进健康中国建设，全方位全周期保障人民健康，为实现"两个一百年"奋斗目标、实现中华民族伟大复兴的中国梦打下坚实的健康基础，为共建人类卫生健康共同体作出应有的贡献。

为助力健康中国建设，提升人民健康素养，人民卫生出版社（以下简称"人卫社"）联合相关学（协）会、平台、媒体共同策划，整合各方优势、创新传播途径，打造高质量的纸数融合立体化传播健康知识普及出版物《相约健康百科丛书》（以下简称"丛书"）。丛书通过图书、新媒体、互联网平台等全媒体，努力为人民群众提供全生命周期的健康知识服务。在深入了解丛书的策划方案、组织管理和工作安排后，我欣然接受了邀请，担任丛书专家指导委员会主任委员，主要基于以下考虑。

建设健康中国，人人享有健康。党的十八大以来，以习近平同志为核心的党中央一直高度重视、持续推动健康中国建设。2016 年党中央、国务院印发的《"健康中国 2030"规划纲要》指出，推进健康中国建设，是全面建成小康社会、基本实现社会主义现代化的重要基础，是全面提升中华民族健康素质、实现人民健康与经济社会协调发展的国家战略。健康中国的主题是"共建共享、全民健康"，共建共享是基本路径，

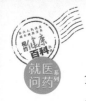

全民健康是根本目的。人人参与、人人尽力、人人享有，实现全民健康，需要全社会共同努力。党的二十大对新时代新征程上推进健康中国建设作出新的战略部署，赋予了新的任务使命，提出"把保障人民健康放在优先发展的战略位置，完善人民健康促进政策"。丛书建设抓住了健康中国建设的核心要义。

提升健康素养，需要终身学习。健康素养是人的一种能力：它能够帮助个人获取和理解基本的健康信息和服务，并能运用其作出正确的判断和决定，以维持并促进自己的健康。2008 年 1 月，卫生部发布《中国公民健康素养——基本知识与技能（试行）》，首次以政府文件的形式界定了居民健康素养，我很高兴签发了这份文件。此后，我持续关注该工作的进展和成效。经过多年的不懈努力，我国健康素养促进工作蓬勃发展，居民健康素养水平从 2009 年的 6.48% 上升至 2021 年的25.4%，人民健康状况和基本医疗卫生服务的公平性、可及性持续改善，主要健康指标居于中高收入国家前列，为以中国式现代化全面推进中华民族伟大复兴奠定了坚实的健康基础。健康素养需要持续地学习和养成，丛书正是致力于此。

健康第一责任人，是我们自己。2019 年 12 月，十三届全国人大常委会第十五次会议通过了《中华人民共和国基本医疗卫生与健康促进法》，该法第六十九条提出"公民是自己健康的第一责任人，树立和践行对自己健康负责的健康管理理念，主动学习健康知识，提高健康素养，加强健康管理。倡导家庭成员相互关爱，形成符合自身和家庭特点的健康生活方式。"从国家法律到健康中国战略，都强调每个人是自己健康的第一责任人。只有人人都具备了良好的健康素养，成为自己健康的第一责任人，健康中国才有了最坚实的基础。丛书始终秉持了这一理念，能够切实帮助读者承担起自己的健康责任。

接受丛书编著邀请后，我多次听取了丛书工作委员会和人卫社的汇报，提出了一些建议，并录制了"院士说健康"视频。我很高兴能以此项工作为依托，为人民健康多做些有意义的工作。丛书工作委员会和人卫社的同仁们一致认为，这件事做好了，对提高国民特别是青少年健康素养意义重大！

2022年11月，在丛书启动会议上，我提出丛书建设要做到心系于民、科学严谨、质量第一、无私奉献四点希望。2023年9月，丛书"健康一生系列"正式出版！丛书建设者们高度负责、团结协作，严谨、创新、务实地推进丛书建设，让我对丛书即将发挥的作用充满了信心，也对健康科普工作有了更多的思考。

一是健康科普工作需把社会责任放在首位。丛书为做好顶层设计，邀请一批院士担任专家指导委员会的成员。院士们的本职工作非常繁忙，但他们仍以极高的热情投入丛书建设中，指导把关、录制视频，担任健康代言人，身体力行地参与健康科普工作。全国广大医务工作者也要积极行动起来，把社会责任放在首位，践行习近平总书记提出的"科技创新、科学普及是实现创新发展的两翼"之工作要求，把健康科学普及放在与医药科技创新同等重要的位置，防治并重，守护人民健康。

二是健康科普工作应始终心系于民。健康科普需要找准人民群众普遍关心的健康问题，有针对性地开展工作，方能事半功倍。丛书每一个系列都将开展健康问题征集活动，"健康一生系列"收集了两万余个来自大众的健康问题，说明人民群众的健康需求是旺盛的，对专家解答是企盼的。丛书组织专家对这些问题进行了认真的整理、分析和解答，并在正式出版前后组织群众试读活动，以不断改进工作，提升质量，满足人民健康需求，这些都是服务于民的重要体现。丛书更是积极尝试应用新

技术新方法，为科普传播模式创新赋能，强化场景化应用，努力探索克服健康科普"知易行难"这个最大的难题。

三是健康科普工作须坚持高质量原则。高质量发展是中国式现代化的本质要求之一。健康科普工作事关人民健康，须遵从"人民至上、生命至上"的理念，把质量放在最重要的位置，以人民群众喜闻乐见的方式，传递科学的、权威的、通俗易懂的健康知识，要在健康科普工作中塑造尊重科学、学习科学、践行科学之风，让"伪科学""健康谣言""假专家"无处遁形。丛书工作委员会、各编委会坚持了这一原则，将质量要求落实到每一个环节。

四是健康科普工作要注重创新。不同的时代，健康需求发生着变化，健康科普方式也应与时俱进，才能做到精准、有效。丛书建设模式创新也是耳目一新，比如立足不同的应用场景，面向未来健康需求的无限可能，设计了"1+N"的丛书系列开放体系，成熟一个系列就开发一个；充分发挥专业学（协）会和权威专家作用，对每个系列的分册构建进行充分研讨，提出要从健康科普"读者视角"着眼，构建具有中国特色的国民健康知识体系；精心设计各分册内容结构和具有中华民族特色的系列 IP 形象；针对人民接受健康知识的主要渠道从纸媒向互联网转移的特点，设计纸数融合图书与在线健康知识问答库结合，文字、图片、视频、动画等联动的全媒体传播模式，全方位、全媒体、全生命周期服务人民健康等。

五是健康科普工作需要高水平人才队伍。人才是所有事业的第一资源。丛书除自身的出版传播外，着眼于健康中国建设大局，建立编写团队组建、遴选与培养的系列流程，开展了编写过程和团队建设研究，组建来自全国，老、中、青结合的高水平编者团队，且每个分册都通过编写过程的管理努力提升作者的健康科普能力。这项工作非常有意义。希望未来，越来越多的卫生健康工作者能以高度的社会责任感、职业使命感，以无私奉献的精神参与到健康科普工作中，以更多更好的健康科普精品，服务人民健康。

衷心希望，通过驰而不息的建设，丛书能让健康中国、健康素养、健康第一责任人的理念深入人心，并转化为建设健康中国的重要动力，成为国民追求和促进健康的重要支撑。

衷心希望，能以大型健康科普精品丛书为依托，培养一支高水平的健康科普作者队伍，增强文化自信的建设力量，从而更好地为中华民族现代文明贡献健康力量。

衷心希望，读者朋友们积极行动起来，认真汲取《相约健康百科丛书》中的健康知识，把它们运用到自己的生活里，让自己更健康，也为健康中国建设作出每个公民的贡献！

中国红十字会会长
中国科学院院士
丛书专家指导委员会主任委员

2023 年 7 月

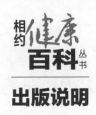

出版说明

　　健康是幸福生活最重要的指标，健康是 1，其他是后面的 0，没有 1，再多的 0 也没有意义。提升健康素养，是提高全民健康水平最根本、最经济、最有效的措施之一。党的二十大报告要求，加强国家科普能力建设，深化全民阅读活动。习近平总书记指出，科技创新、科学普及是实现创新发展的两翼，要把科学普及放在与科技创新同等重要的位置。在这一重要指示精神的指引下，人民卫生出版社（以下简称"人卫社"）努力探索让科学普及这"一翼"变得与科技创新同样强大，进而助力创新型国家建设。经过深入调研，团结广大医学科学家、健康传播专家、学（协）会、媒体、平台，共同策划出版《相约健康百科丛书》（以下简称"丛书"）。

　　为了帮助读者更好地了解和使用丛书，特将出版相关情况说明如下。

一、丛书建设目标

　　丛书努力实现五个建设目标，即：高质量出版健康科普精品，培养优秀的健康科普团队，创新数字赋能传播模式，打造知识共建共享平台，最终提升国民健康素养，服务健康中国行动落实和中华民族现代文明建设。

二、丛书体系构建

　　1. 丛书各系列分册设计遵从人民至上的理念，突出读者健康需求和视角。各系列的分册设计经过多轮专家论证、读者健康需求调研，形成从读者需求入手进行分册设计的共识，更好地与读者形成共鸣，让读者愿意读、喜欢读，并能转化为自身健康生活方式和行为。

比如，丛书第一个系列"健康一生系列"，既不按医学学科分类，也不按人体系统分类，更不按病种分类，而是围绕每个人在日常生活中会遇到的健康相关问题和挑战分类。这个系列分别针对健康理念养成，到人生面临的生、老、病问题，再到每天一睁眼要面对的食、动、睡问题，最后到更高层次的养、乐、美问题，共设立 10 个分册，分别是《健康每一天》《健康始于孕育》《守护老年健康》《对疾病说不》《饮食的健康密码》《运动的健康密码》《睡眠的健康密码》《中医养生智慧》《快乐的健康密码》和《美丽的健康密码》。

2. 丛书努力构建从健康知识普及到健康行为指导的全生命周期全媒体的健康知识服务体系。依靠权威学（协）会和专家的反复多次研究论证，从读者的健康需求出发，丛书构建了"1+N"系列开放体系，即以"健康一生系列"为"1"；以不同人群、不同场景的不同健康需求或面临的挑战为"N"，成熟一个系列就开发一个系列。"主动健康系列""应急急救系列""就医问药系列""康养康复系列"，以及其他系列将在"十四五"期间陆续启动和出版。

3. 丛书建设有力贯彻落实"两翼论"精神，推动健康科普高质量创新发展。丛书除自身的出版传播外，还建立编写团队组建、遴选与培养的系列流程，开展了编写过程和团队建设研究，组建来自全国，老、中、青结合的高水平编者团队，并通过编写过程的管理努力提升作者的健康科普能力。丛书建设部分相关内容还努力申报了国家"十四五"主动健康和人口老龄化科技应对重点专项；以"《相约健康百科丛书》策划出版为基础探索全方位、立体化大众科普类图书出版新模式"为题,成功获得人卫研究院创新发展研究项目支持。

三、丛书创新特色

1. 体现科学性、权威性、严谨性。为做好丛书的顶层设计、项目实施和编写出版工作,保障科学性,成立丛书专家指导委员会、工作委员会和各分册编委会。

第十二届、十三届全国人大常委会副委员长,中国红十字会会长陈竺院士担任丛书专家指导委员会主任委员,国家卫生健康委员会副主任李斌、中国计划生育协会常务副会长于学军、中华预防医学会名誉会长王陇德院士、中国健康促进基金会荣誉理事长白书忠等担任副主任委员,三十余位院士应邀担任委员。专家们积极做好丛书顶层设计、指导把关工作,录制"院士说健康"视频,审阅书稿,甚至承担具体编写工作……他们率先垂范,以极高的社会责任感投入健康科普工作,为全国医务工作者参与健康科普工作树立了榜样。

人民卫生出版社、中国健康促进基金会、中国计划生育协会、中华预防医学会、中国科普研究所、全国科学技术名词审定委员会、健康报社、新华网客户端《新华大健康》等机构负责健康科普工作的领导和专家组成了丛书工作委员会,并成立了丛书工作组,形成每周例会、专题会、组建专班等工作机制,确保丛书建设的严谨性和高质量推进。

各系列各分册编委会均由相关学(协)会、医学院校、研究机构等领域具有卓越影响力的专家组成。专家们面对公众健康需求迫切,但优秀科普作品供给不足、科普内容良莠不齐的局面,均以极大的热忱投入丛书建设与编写工作中,召开编写会、审稿会、定稿会等各类会议,对架构反复研究,对内容精益求精,对表达字斟句酌,为丛书的科学性、

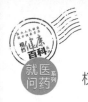

权威性和严谨性提供了可靠保证。

2. 彰显时代性、人民性、创新性。习近平总书记在文化传承发展座谈会上发表重要讲话，强调"在新的起点上继续推动文化繁荣、建设文化强国、建设中华民族现代文明，是我们在新时代新的文化使命"。丛书以"同中国具体实际相结合、同中华优秀传统文化相结合"理念为指导，彰显时代性、人民性、创新性。

丛书高度重视调查研究工作，各个系列都会开展面向全社会的问题征集活动，并将征集到的问题融入各个分册。此外，在正式出版前后都专门开展试读工作，以了解读者的真实感受，不断调整、优化工作思路和方法，实现内容"来自人民，根植人民，服务人民"。

在丛书整体设计和 IP 形象设计中，力求用中国元素讲好中国健康科普故事。丛书在全程管理方面始终坚持创新，在书稿撰写阶段，即采用人卫投审稿平台数字化编写方式，从源头实现"纸数融合"。在图书编写过程中，同步建设在线知识问答库。在图书出版后，实现纸媒、电子书、音频、视频同步传播，为不同人群的不同健康需求提供全媒体健康知识服务。

3. 突显全媒性、场景性、互动性。丛书采取纸电同步方式出版，读者可通过数字终端设备，如电脑、手机等进行阅读或"听书"；同时推出配套数字平台服务，读者可通过图书配套数字平台搜索健康知识，平台将通过文字、语音、直播等形式与读者互动。此外，丛书通过对内容的数字化、结构化、标引化，建立与健康场景化语词的映射关系，构建场景化知识图谱，利用人们接触的各类健康数字产品，精准地将健康知识推送至需求者的即时应用现场，努力探索克服健康科普"知易行难"这个最大的难题。

四、丛书的读者对象、内容设计和使用方法

参照《中国公民健康素养 66 条》锁定的目标人群，丛书读者对象定为接受九年义务教育及具备以上文化水平的人群，采用问答形式编写，重点选择大众日常生活中"应知道""想知道""不知道"和"怎么办"的问题。丛书重在解决"怎么办"，突出可操作性，架起大众对"预防为主"和"一般健康问题"从"为什么"到"怎么办"的桥梁，助力从"以治病为中心"向"以健康为中心"转变。

丛书是一套适合普通家庭阅读、查阅和收藏的健康科普书，覆盖日常生活中会遇到的常见健康问题。日常阅读，可以有效提升健康素养；遇到健康问题时查阅对应内容，可以达到答疑解惑、排忧解难的目的。此外，丛书还配有丰富的富媒体资源，扫码观看视频即可接收来自专家针对具体健康问题的进一步讲解。

《庄子·内篇·养生主》提醒我们："吾生也有涯，而知也无涯，以有涯随无涯，殆已！"如何有效地让无穷的医学知识转化为有限的健康素养，远远不止"授人以渔"这么简单，这需要以大型健康科普精品出版物为依托，培养一支高水平的健康科普作者队伍；需要积极推进相关领域教育、科技、人才三位一体发展，大力弘扬科学精神和科学家精神；还需要社会各界积极融健康入万策，并在此基础上努力建设健康科学文化，增强文化自信的建设力量，从而更好地为中华民族现代文明建设贡献健康力量。

衷心感谢丛书建设者们和读者们的大力支持，让我们共同努力，为健康中国建设和中华民族现代文明建设作出力所能及的贡献。

丛书工作委员会

2023 年 7 月

前　言

　　药品是我们用于预防、诊断和治疗疾病的重要武器，但凡事皆有两面性，有获益就会有风险，药品也不例外。药品是一把"双刃剑"，可以用于治疗疾病，但其疗效和毒性（不良反应）并存，使用不当反而会出现不良后果，危害人体健康。因此，其英文"drug"既有药品的释义，又有毒品的释义；中国有句俗话"是药三分毒"，说的也是这个问题。当前，全球合理用药的形势十分严峻，错误用药、药品不良反应/事件等造成的药物性损害和药源性疾病已对人类健康构成严重威胁，根据世界卫生组织统计，全球约 1/3 的死亡病例存在不合理用药情况，与不良药物事件有关的经济花费超过 1 000 亿美元。因此，用药安全是一个永恒的话题，也是全社会必须高度重视的问题。

　　随着社会不断进步、经济快速发展，我国医药卫生事业取得了显著成就，人民群众健康水平和健康素养得到明显改善。人们对健康的关注程度越来越高，对安全用药科普知识的渴求也日益迫切。在此背景下，讲好用药故事、做好用药科普，将安全用药的知识、方法及合理用药的基本原则传递给公众，有助于唤起公众的安全用药意识，趋利避害，提升公众的安全用药素养，这是实施健康中国战略的重要内容之一。

　　为解答公众在就医问药过程中的常见困惑，人民卫生出版社组织编写了《相约健康百科丛书》"就医问药系列"，《相约健康百科丛书——这样用药更安全》是"就医问药系列"中的分册之一，旨在更好地解答公众在用药过程中的常见问题和困惑。本书由来自国内 18

家单位的药学、医学、健康教育等领域的 21 位专家共同编写，以公众安全用药需求为导向，聚焦公众常见的用药问题，构建了药品常识、药品正确使用方法、不同疾病合理用药、特殊人群安全用药和药学监护五章约 150 个用药问题，涵盖了公众用药的全流程，即"用药前—用药中—用药后"相关了解药、用对药、会用药和用好药等内容。为了增强本书的可读性和实用性，使读者便于理解和查阅，在力求内容科学、表述准确的基础上，本书还设置了"健康加油站""健康术语""健康云课堂"等栏目，对相关内容进行解释、补充和延伸。

本书的顺利出版，离不开丛书专家指导委员会的支持与指导，更离不开全体编委的辛勤付出，在此表示衷心感谢。同时，特别感谢张强院士拨冗担任本书"院士说健康"栏目的嘉宾。

本书以通俗的视角，针对公众日常安全用药和用药安全的需求，梳理并精选了贴近健康生活实际的内容，回应公众的健康关切，用公众听得清、听得懂、听得进的方式和方法传播用药科普知识，希望能帮助读者成为保障自己和家人用药安全的责任人、守护人！在本书创作过程中，全体编委本着科学严谨、求真务实的态度进行了认真编写、互审、互校，但仍难免存在不足与疏漏之处，敬请同道和广大读者提出宝贵意见和建议。

赵荣生　赵志刚

2024 年 4 月

目录

第一章 药品常识

第三章　不同疾病合理用药

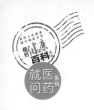

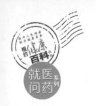

第四章　特殊人群安全用药

第五章 药学监护

四 药学服务在您身边 307

第一章

药品常识

一

读懂包装信息和
说明书

1. 如何读懂
药品说明书的各个部分

关键词

药品说明书是具有医学和法律意义的文书，不仅能给专业医务人员提供药品安全性、有效性的重要科学数据、结论和信息，还可以指导大众安全、合理使用药品。

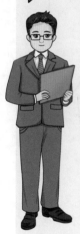

专家说

因为药品的特殊性，药品说明书的格式和内容都是严格按国家药品监督管理局要求制定并发布的。药品说明书通常包括以下内容：警示语、药品名称、成分、性状、适应证（或功能主治）、规格、用法用量、不良反应、禁忌证、注意事项、孕妇及哺乳期妇女用药、儿童用药、老年用药、药物相互作用、药理毒理、药物代谢动力学、贮藏、包装、有效期、批准文号、生产企业等。

是不是药品说明书中的所有内容都需要读懂呢？哪些信息是必须要看的？对于大多数人而言，需要认真阅读药品说明书上的药品名称、适应证、禁忌证、用法用量、不良反应、注意事项、警示语、贮藏及有效期等信息，其中要遵循或注意的关键内容与大多数应用该药品的人息息相关。对于家中的儿童、老人、孕妇及哺乳期妇女，还要重点阅读相应的特殊人群用药信息，以便正确使用药品。

药品说明书　不良反应　禁忌证

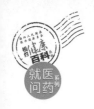

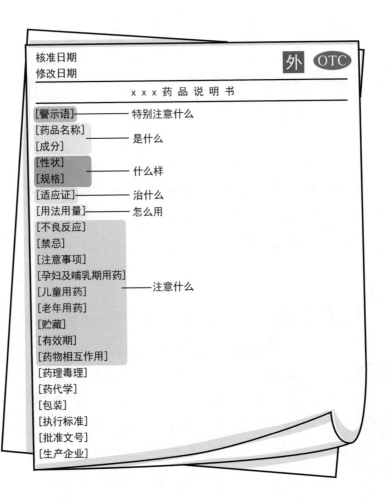

核准日期
修改日期

外 OTC

×××药品说明书

[警示语]———— 特别注意什么

[药品名称]
[成分]———— 是什么

[性状]
[规格]———— 什么样

[适应证]———— 治什么

[用法用量]———— 怎么用

[不良反应]
[禁忌]
[注意事项]
[孕妇及哺乳期用药]
[儿童用药]———— 注意什么
[老年用药]
[贮藏]
[有效期]
[药物相互作用]

[药理毒理]
[药代学]
[包装]
[执行标准]
[批准文号]
[生产企业]

健康加油站

　　慎用、忌用和禁用　一字之差，含义却大不相同。"慎用"是指该药品可以谨慎使用，但必须密切监测患者用药后的反应，一旦出现不良反应应该立即停药；"忌用"是指不适宜使用或应避免使用该药品；"禁用"是指禁止使用，是绝对禁忌。

不良反应 一份完整的药品说明书都会详细陈述药品在研发、临床试验和上市后使用过程中出现过的不良反应，还会标出各种不良反应的具体发生率。我们不能根据药品说明书上不良反应信息的多少判断药品是否安全——信息多不代表该药品不安全，反之，信息少也不代表药品没有危险。药品不良反应是经过长期临床实践总结积累得来的，是宝贵的用药经验。不良反应列举得越详细，说明临床实践越充分，而对于不良反应"尚不明确"的药品，我们更应该谨慎使用。需要注意的是，药品不良反应的发生只是可能事件，并不意味着用药过程中一定会出现。我们要关注药品的不良反应，但不能"因噎废食"。正确对待不良反应，才能让药品真正守护我们的健康。

（赵荣生）

2. 为什么**一种药品**会有**多个名字**

一种药品会有多个名字，例如药品通用名、商品名、俗名，是因为它们在不同的地方可以有不同的称呼。就像是人的"大名""小名""外号"一样，药物也有自己的不同名字。

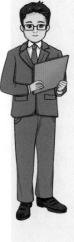

专家说

药品的通用名　就像是我们每个人身份证上的名字，是药物的"官方"称呼。它是全球通用的，不会因为地域、语言或者品牌的不同而被改变。所以，无论在哪个国家，只要知道药品的通用名，就能准确地找到它。这就像在全世界都能用自己的名字找到自己一样。记住，买药的时候，一定要看清楚药品的通用名。

药品的商品名　就像是药品的"艺名"或者"小名"，是药品生产厂家给自家产品起的独特的名字。每个厂家生产的同一种成分的药品，都可以有自己的商品名，用来区分不同品牌。这样，消费者在购买药品时就能一眼认出哪个是自己想要的牌子了。不过，商品名虽然好听，但买药的时候还是要看清楚药品的通用名，确保买对药品。

药品的俗名　就像是药物在民间流传的"小名"或者"外号"。这些名字通常是根据药物的特点、功效或者外观起的，比如"退热药""止痛片"之类的。俗名虽然方便人们记忆和交流，但有时候可能会因为地域或者文化差异而有所不同。所以，在正式的医疗场景或者购买药品时，最好还是使用药品的通用名或者商品名进行表述，确保准确无误。

（赵荣生　周鹏翔）

3. 为什么药品
有**处方药**和**非处方药**之分

我们生活中常用的药品分为两类，一类是处方药，必须通过医生开具处方才能购买；另一类是非处方药，也叫 OTC 药，在药店无须处方就能直接买到。

专家说

什么是处方药　处方药是需要凭执业（助理）医生开具的处方才可购买和使用的药品。应在医生的指导下购买和使用这类药品。

处方药有哪些特点　国家药品监督管理局将药理作用强、用于治疗较重疾病、容易发生不良反应的各类药品规定为处方药。

刚上市的药品、可产生依赖性的药品、毒性较大的药品、某些疾病需要明确诊断并在医生指导下使用的药品，都属于处方药，如有成瘾性的药品（如吗啡）、降压药（如硝苯地平片）、抗菌药（如头孢地尼片）等。

什么是非处方药　非处方药是不需要凭医生处方，消费者可以自行判断、购买和使用的药品。这类药具有安全、有效、方便、稳定的特点。因此，常称为柜台发售药品（over the counter drug, OTC），

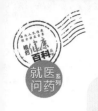

简称 OTC 药。我们在药品包装上、报纸、杂志、书籍上见到的"OTC"字样，指的就是非处方药。

非处方药有什么特点　非处方药一般在上市后经过了较长时间的使用考察，具有疗效确切、不良反应小、使用方便、便于贮存等优点。像生活中常用的感冒药、镇咳药、助消化药、抗胃酸药、维生素类、通便药、护肤药等，大多是非处方药。

非处方药根据安全程度又分为甲类非处方药和乙类非处方药。乙类相比甲类安全系数更高，除可在药店出售外，还可在药品监督管理部门批准的超市、宾馆、百货商店等地点出售，如在生活中常用的复合维生素补剂、碳酸钙、氨基葡萄糖。甲类非处方药只能在药店销售，如布洛芬、右美沙芬、酚麻美敏片等。在药品包装上甲类非处方药和乙类非处方药有明显的区分标志，甲类为橙红色椭圆形底阴文，乙类为墨绿色椭圆形底阴文。

应当注意，尽管非处方药安全性较高，但并非没有不良反应。因此，我们应该知道，不可以滥用非处方药，使用时应遵循医生、药师的指导，并仔细阅读药品说明书，注意药物使用的剂量、频次、方法等。如未见症状缓解，应及时就医，以免延误病情。

药品越贵，疗效越好吗

（赵荣生）

4. 如何区分"药准字"与"消字号""妆字号""械字号"

在生活中，我们总会见到形形色色的批准文号，如药品包装上的"药准字"、化妆品上的"妆字号"、外用卫生消毒用品上的"消字号"、医疗器械上的"械字号"。这些产品都经过了一定的审批，合格后取得了相应的"字号"，那这些字号的区别是什么，我们又该如何选择呢？

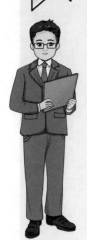

专家说

"药准字""消字号""妆字号""械字号"分别代表了什么

"药准字" 所标识的产品是指具备疗效的药品，可用于预防、治疗、诊断人的疾病，有目的地调节人的生理功能。药品生产单位在生产新药前必须取得药品生产批准文号，也就是"药准字"，其格式为"国药准字 +1 位字母 +8 位数字"，其中不同字母代表不同药物类别，如 H 代表化学药品，Z 代表中成药，S 代表生物制品，B 代表保健药品，T 代表体外化学诊断试剂，F 代表药用辅料，J 代表进口分包装药品。

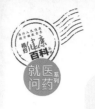

    "消字号" 所标识的产品属于卫生消毒用品范畴，包括日常生活中用到的消毒水、卫生用品等，其主要检测指标是杀菌作用，因此"消字号"产品仅有消毒功能，并不具备治疗效果。

    "妆字号" 所标识的产品是化妆品，可用于人体表面的任何部位，如皮肤、口唇、指甲、毛发等部位，以达到清洁、护肤、美容修饰的目的，包括常用的洗面奶、口红、牙膏、沐浴露等。

    "械字号" 所标识的产品属于医疗器械，而医疗器械是指单独或组合用于人体的仪器、设备、材料或其他物品，可用于疾病、损伤、妊娠控制等，包括医用敷料、血压计、睡眠仪、按摩床等。

不同批准文号的产品审批有何不同

    "药准字" 需要经过国家药品监督管理局严格审批，所审批的药品要经过药理、病理、毒副作用测试、药物临床试验等一系列环节，在确保安全有效的情况下才有可能通过批准，整个过程通常需要5~10年。

    "消字号" 产品的许可证发放与管理由省级以下卫生行政部门负责，审批时间为1个月，检测指标主要为杀菌作用。

    "妆字号" 产品的许可证由省、自治区、直辖市药品监督管理局负责受理与审批，受理后审批时间为20天，检测指标主要为生产工艺及生产环境。

"械字号"　产品共分为三类，其管理的严格程度由低到高，国家依据其风险程度实行分类管理。"械字号"由国家药品监督管理局备案管理，器械备案时需提供临床评价，因此安全性较高。

最后，提醒大家，不同批准文号的产品有不同的用途，治疗疾病一定要选择标有"国药准字"的药品。

（赵荣生）

5. 如何看懂药品**有效期**

药品有效期是指该药品被批准的使用期限，表示该药品在规定的贮存条件下能够保证质量的期限。

专家说

药品有效期

目前药品有效期主要有三种标注形式。

第一种：药品标注有效期。如果标注的有效期到日，则表示该药品可以使用到该日；到月，则表示可以使用到该月月底。

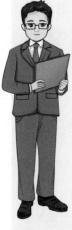

举例：①某药品有效期至 2021 年 6 月 3 日，表示该药品可使用到 2021 年 6 月 3 日；②某药品有效期至 2021 年 6 月，表示该药品可使用到 2021 年 6 月 30 日。

第二种：药品标注失效期。药品标注失效期，表示该药品可以使用到该日的前一天。

举例：①某药品失效期为 2021 年 6 月 3 日，表示该药品可以使用到 2021 年 6 月 2 日；②某药品的失效期为 2021 年 6 月，表示该药品可以使用到 2021 年 5 月 31 日。

第三种：药品标注生产日期。如药品标注生产日期，则需要推算有效期。

举例：①某药品生产日期为 2021 年 6 月 3 日，有效期 3 年，则该药品可以使用到 2024 年 6 月 2 日；②某药品生产日期为 2021 年 6 月，有效期 3 年，则该药品可以使用到 2024 年 5 月（即 2024 年 5 月 31 日）。

警惕药品有效期的两个"坑"

大家有没有遇到过这种情况：一瓶 60 粒装维生素 E 胶丸，用到一半时，剩余部分会黏在一起。这些药品还在有效期内，还能不能吃？

其实，要保证药品在有效期内的稳定性有两个前提条件：首先，药品未开启使用；其次，药品在规定的室温、干湿度等条件下储存。所以，提到药品有效期，要注意别掉进以下两个"坑"里。

第一个"坑"：有效期≠使用期限　使用期限是指药品在原有包装首次被开启后，仍能使用的期限。如大包装药品首次开启后，在使用过程中会被反复开启和关闭，这增加了药品被污染和物理、化学降解的风险。特别是有些大包装的水剂药品开封后，使用期限要远远小于药品的有效期。不同剂型药物的使用期限如下。

眼用、鼻用、耳用制剂：《中华人民共和国药典（2020年版）》明确规定，眼用制剂、鼻用制剂、耳用制剂"启用后最多可使用4周"。需要注意的是，不同的眼用制剂开封后能使用的具体期限可能有所不同，应该严格按照药品说明书规定使用。如氨碘肽滴眼液，其有效期为24个月，但药品说明书中规定开启后应在1周（也有生产企业为10天）内用完，提示患者在开启1周（或者是10天）后不能继续使用，也不宜久藏。

其他剂型：如糖浆剂、口服溶液剂、口服混悬剂、软胶囊剂、乳膏剂，并没有明确的使用期限规定。一般情况下，糖浆剂、口服液开封后应在1个月内使用；粉剂的使用期限一般为开封后的1个月，混悬剂为开封后14天。

重新包装的药品：重新包装是指将药物制剂从原包装中移出并置于另一个包装（通常是一个更小的包装）中的操作。重新包装的药品有效期的计算是一个需要综合考虑多个因素的过程，包括药品的原始有效期、重新包装的日期、药品的性质以及存储条

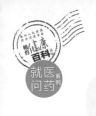

件等。药品经重新包装后，稳定性不同于原包装药品，不能使用原包装的有效期。对于重新包装于单元剂量容器的固体制剂，其有效期自重新包装之日起不应超过 6 个月，或药品剩余有效期的 25%，以较早的期限为准。

第二个"坑"：药品存储条件不能忘　很多家庭会把常用的药品放入冰箱中保存，认为这样可以让药品"保鲜"，不容易变质。但是药品不同于蔬菜、水果，药品类别不同，所需的储存条件也不同。药品的存储条件与温度、湿度、光照、空气及微生物等均有关系。

另外，要注意有些药品开封前后的储存条件是不一样的，如胰岛素制剂。胰岛素对温度很敏感，当温度 >30℃，胰岛素会慢慢失去活性；当温度 <0℃，胰岛素有效成分会被破坏。所以，未开封的瓶装胰岛素和胰岛素笔芯都应当放在冰箱冷藏室（2~8℃），已开启的胰岛素可在冰箱冷藏室保存，也可在室温、阴凉处保存。

看完以上的介绍，相信大家已经对药品有效期有了更多的了解。这里也为大家准备了四字小贴士——"看、查、标、检"，方便大家在日常生活中正确管理和储存药品。

（赵荣生）

6. 为什么**保健品**不能替代**药品**

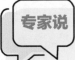

无论您是否购买或服用过保健品，一定在电视广告、商场超市看到过它的身影，或许您也曾对商家描述的保健功效心动。如何区分保健品和药品？什么情况下选择保健品而什么时候必须吃药呢？让我们来一探究竟。

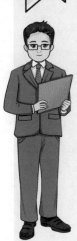

专家说

什么是保健品和药品

保健品，更准确的说法应该是保健食品。依据《保健食品注册与备案管理办法》，保健食品是指声称具有特定保健功能或者以补充维生素、矿物质为目的的食品，适宜于特定人群，具有调节机体功能，不以治疗疾病为目的，并且对人体不产生任何急性、亚急性或者慢性危害的食品。

《中华人民共和国药品管理法》规定，药品是指用于预防、治疗、诊断人的疾病，有目的地调节人的生理功能并规定有适应证或者功能主治、用法和用量的物质。由此可见，保健品本质上是食品，而不是药品，千万不要混用。

按照以下步骤可以区分保健食品与药品。

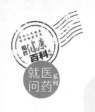

保健食品与药品的区别

区别点		保健食品	药品
外包装	标识	"蓝帽子" 保健食品	OTC OTC Rx 甲类处方药 乙类处方药 处方药
	示例	维生素C含片 净含量：xx g	OTC 复方感冒灵颗粒 批准文号：xxxxx
批准文号	国产	国食健字G+4位批准年代+4位序号 卫食健字（4位批准年代）+4位序号	国药准字（H/Z……）+8位序号
	进口	国食健字J+4位批准年代+4位序号 卫进食健字（4位批准年代）+4位序号	国药准字J+4位批准年代+4位序号
疗效		不治疗特定疾病，主要调节身体功能	有明确的疗效和适应证
不良反应		正确使用时不产生任何危害	可能有一定的不良反应和禁忌证
销售场所		主要为商场、药店	药店、医疗机构等

如何正确选择保健品与药品

随着人们健康意识逐渐增强，保健品开始走进越来越多人的生活。由于保健品和药品在生产工艺、质量规范、功效及不良反应等方面的区别，应该依据具体需求有针对性地选择。

了解以上内容后，相信您应该已经能够正确区分保健品和药品。保健品是具有保健功效的食品，药品具有疾病治疗作用，两者不可相互替代，一定要擦亮双眼谨慎选择。

（赵荣生）

7. 如何正确**储存药品**

关键词

药品 储存方式

　　储存药品需要"因药而异"。首先，看药品说明书上标明的储存方法，有些药品适合储存在阴凉干燥的地方，需要找个避光又通风的位置存放；有些药品容易挥发，那就需要把它们密封起来，别让它们"悄悄溜走"。

　　另外，别忘了给药品"定期体检"。定期检查药品的有效期，一旦发现过期药品，就得毫不留情地处理掉。药品应该妥善保存，储存药品的地方一定要安全，可以锁起来或放在高处，避免孩子误服。

专家说

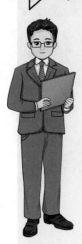

　　药品说明书上常写有"阴凉干燥处保存""避光保存"或"冷藏保存"等。药品的干燥保存是确保其质量和有效性的重要环节。对于需要干燥保存的药品，首先，要确保药品存放在阴凉、干燥、通风的地方，远离潮湿环境。潮湿的环境可能导致药品受潮、发霉或变质，进而影响疗效；其次，要避免阳光直射，阳光中的紫外线可能对某些药品产生不良影响，导致药品降解或失效。因此，建议使用不透光的容器或袋子存放药品，并将其放置在阳光不能直射到的地方。此外，对于某些特殊类型的药品，如吸湿性强或易挥发的药品，需要采取额外的措施保持其干燥。例如，使用密封性良好的容器储存，并在容器内放置干燥剂以吸收可能存在的水分。

　　不同种类的药品有各自的储存温度要求，因此需要特别注意。为了确保药品在适当的温度下保持其质

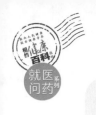

量和疗效，某些药品需要冷藏保存。对于需要冷藏的药品，其理想的储存温度通常为 2~8℃。这类药品主要为生物制剂，如人血清白蛋白、免疫球蛋白、各类疫苗、胰岛素等，以及一些特定的抗生素和活菌制剂。在放入冰箱前，务必查看药品说明书上的储存要求，确保该药品适合冷藏。在冷藏药品时，应避免将药品直接放入冷冻室，因为过低的温度可能导致药品冷冻而失效。同时，药品也不应靠近冰箱壁，以防温度过低。为保持药品所处环境的温度稳定，可以使用便携式保温箱或冷藏袋，并加入适量的冰袋。但请注意，冰袋不应直接与药品接触，以防药品受潮。

同时，定期检查药品的储存情况。如果发现药品有受潮、变色、发霉或外观发生变化等迹象，应及时妥善处理，避免使用有可能变质的药品。

（赵荣生　周鹏翔）

8. 为什么有的药需要**空腹吃**，有的药需要**饭后吃**

适宜的用药时间有利于确保药物发挥最佳疗效，并尽可能避免药物不良反应带来的困扰。因此，不仅要选对药，正确理解并做到在适宜时间用药也至关重要。

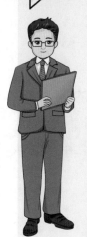

药品的服用时间，如空腹或饭后，取决于药物的作用、不良反应以及药物剂型等因素。

部分药物需要在空腹时服用，空腹服药指的是餐前1小时或餐后2小时左右服用药物。因为空腹时胃和小肠内基本无食物，胃排空较快，药物可以快速到达小肠。有利于药物在小肠内更充分地吸收，可使药物发挥最大效力。例如，餐前服用降糖药格列喹酮片，药物的起效时间和血糖峰值时间相匹配，可以有效降低血糖。此外，部分药物有抑制胃酸分泌和保护胃黏膜的作用，如奥美拉唑、雷尼替丁等，也建议在餐前服用。

有些药物对胃刺激较大，如果在餐前服用，可能会造成胃部损伤，因此需要在餐后服用，一般是在餐后半小时服用。这可以减少药物对胃肠道的刺激，降低不良反应。如果空腹服用抗生素（如阿莫西林、克林霉素），可能对胃肠道产生刺激作用，故建议在进餐后半小时左右服用。

此外，药物剂型也会影响服药时间。例如，阿司匹林肠溶片有一层肠溶包衣，这层包衣可以使药物不在胃液中释放，而在小肠中崩解后吸收。餐后胃内酸碱度可能受到食物的影响而发生改变，进而影响肠溶片的崩解吸收，故建议餐前食用。

总的来说，究竟是在饭前吃药还是饭后吃药，需要根据具体药物来分析。请务必遵循医嘱，以确保药物的安全性和有效性。

（赵荣生　周鹏翔）

关键词

空腹　服药时间

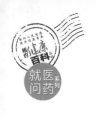

9. **多种药物联用**时
需要注意哪些问题

随着我国慢性病发病率逐年增高，患者患有多种疾病的现象越来越普遍，导致人们常需要联合使用多种药物。药物联用是指同时或相继使用两种或两种以上的药物来治疗疾病或症状。尽管联合用药可能增加治疗效果，但也增加了药物使用风险。

专家说

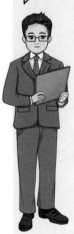

多种药物联用可能增加不良事件的风险，药物联用时需要特别注意以下几个方面。

第一，避免相同成分药物的重复使用。例如，很多复方感冒药中（如维 C 银翘片、酚麻美敏片）含有对乙酰氨基酚，如果患者不慎联合使用，会导致对乙酰氨基酚剂量累加，超过每日安全剂量时有可能引起严重的肝损伤。

第二，咨询医生或药师药物之间是否存在相互作用。一些药物联用会相互影响彼此的吸收、分布、代谢和排泄，影响药效。某些药物可能增强另一种药物的效果，导致药物浓度过高，增加发生不良反应的风险。还有部分药物可能减弱另一种药物的效用，影响治疗效果。因此，联合用药前需要医生或药师评估药物之间的相互作用，并根据需要调整剂量或选择其他治疗方案。

第三，避免药物的不良反应叠加。如果两种药物具有相似的作用机制，联合使用虽然增加了效果，但同时发生不良反应的风险也会增加。比如很多助眠药会导致跌倒，多种助眠药联用时，会进一步增加患者跌倒的风险，从而发生骨折等严重不良事件。因此，需要仔细评估药物作用机制的相似性，并根据需要调整治疗方案，以减少不良反应的发生风险。另外，还需要避免有相似不良反应药物的联合使用。

所以，药物需要联用时应避免重复使用，注意药物的相互作用，密切监测治疗效果和不良反应。只有在充分考虑这些因素的情况下，才能确保联合用药的安全有效。

（赵荣生　董淑杰）

10. 为什么有时医嘱与 **药品说明书**不完全一致

既然药品说明书中已经给出了推荐的用法用量，为什么还会额外添加"或遵医嘱"呢？事实上，患者在临床诊疗中会遇到医嘱与药品说明书不完全一致的情况，这与个体化治疗需求和治疗实践的更新相关。

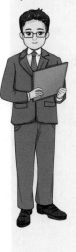

说明书　医嘱　个体化

医嘱与药品说明书存在差异，可能由以下原因导致。

第一，个体化治疗需求。医生会根据不同患者的生理状况差异和病情对药物的使用作出个性化调整，主要包括剂量的调整、用药频率的变化或者特定的联合用药方案。比如，患者按照药品说明书的推荐用法用药后出现了剂量相关的不良反应，医生会通过适当降低剂量的方式来规避不良反应。再比如，肥胖患者可能需要比常规人群更高的药物剂量，以达到相似的治疗效果。

第二，治疗实践的更新。医学领域的知识和治疗实践在不断更新和变化，每年有大量新的研究和临床试验出现，不断更新着医务人员对于药物和治疗方案的认知。药品说明书的更新往往相对滞后，因此医生会根据最新的研究成果和指南调整药物的使用。比如，二甲双胍最开始用于治疗糖尿病，而后续临床研究和实践过程中发现，它同样可以对女性的多囊卵巢综合征有效，虽然二甲双胍说明书中一直没有更新这个适应证，但是已经被行业指南一致推荐，并在临床实践中大量应用且取得了良好的临床疗效。

（赵荣生　董淑杰）

11. 为什么服用**药物**时不能吃某些**食物**

服用药物时，饮食方面并不是百无禁忌，茶、咖啡、葡萄柚、含酒精饮品等常见的食物或饮品可能与某些药物发生相互作用，影响疗效或产生不良反应，应避免同时食用。

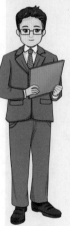

专家说

在服用药物时，需要避免食用某些食物，主要原因是药物与食物之间可能发生相互作用，从而影响药物的吸收、代谢和效果。这些相互作用可能导致药物的疗效减弱，或增加药物的不良反应。

某些药物需要在空腹时服用，因为食物会延缓药物的吸收。还有一些药物容易与食物中的某些成分发生反应，或结合形成不易被吸收的复合物，以常见的补铁制剂为例，茶、咖啡、含钙类食品（如豆腐）会影响铁的吸收，应避免同服。

有些食物中的成分可能影响肝脏中药物代谢酶（简称"肝药酶"）对药物的代谢过程。如常见的水果葡萄柚中，果肉中富含维生素C，葡萄柚汁会影响肝药酶CYP3A4的活性，抑制一些通过其代谢的药物的体内代谢，导致药物在体内浓度增加，增加药物不良反应的发生风险。

含酒精饮品中的成分——酒精，亦被称为乙醇，对肝药酶有

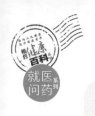

双相作用，大剂量乙醇对肝药酶有抑制作用，可使肝药酶活性降低；少量乙醇对肝药酶起诱导作用，使其活性增强。因此，服用某些药物的同时饮酒，可影响药效、增加毒性，甚至危及生命。由于酒精摄入后也是在肝脏中代谢，这可能加重肝脏的负担。因此，在服用肝损伤风险较高的药物时，应避免饮酒。此外，酒精是一种中枢抑制剂，如果饮酒期间服用了一些作用于中枢神经系统或可能影响中枢神经系统功能的药物，可能使药物对中枢神经系统的影响增加，轻者反应迟缓，重者呼吸抑制。乙醇还有扩张血管的作用，影响同时使用的其他药物的代谢和药效。

因此，患者在服药期间应该遵医嘱或药品说明书中的饮食禁忌，避免使用与药物相互作用的食物，确保药物的治疗效果和用药安全。

（赵荣生　董淑杰）

12. 为什么服用**中成药**时提示**忌食**生冷、辛辣、油腻等食物

在服用中成药期间，饮食宜清淡、易消化，避免生冷、辛辣、油腻等食物，以充分发挥药物疗效，促进病情的康复。具体的

饮食禁忌还应根据个人的体质和病情，结合医生和药师的指导来确定。

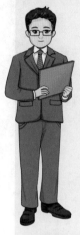

服用中成药时提示忌食生冷、辛辣、油腻等食物，主要是出于以下几方面考虑。

保护脾胃功能　生冷食物多寒凉，易伤阳气，而辛辣食物多温热，易耗气动火，都有可能对脾胃功能造成不良影响。脾为后天之本，是气血生化之源，保持脾胃功能正常对于药物的吸收和疗效发挥至关重要。

避免助湿生痰　油腻的食物容易助湿生痰，滑肠滞气，影响药物在体内的代谢和排泄，进而影响药物的疗效。

避免食物与药物的相互作用　中成药可能与生冷、辛辣、油腻等食物中的某些成分发生相互作用，从而影响药物的疗效或产生不良反应。

避免病情加重　对于热病患者（如便秘、口干、咽痛），辛辣、油腻的食物可能使热象更甚，抵消清热药物及滋阴药物的作用，使病情加重。

（赵荣生　周鹏翔）

关键词

中成药　生冷食物　辛辣食物

认识药物剂型

13. 为什么有些药品
用之前要**摇一摇**

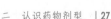

有些含有果肉的饮料久置后，其中的果肉成分会发生沉淀，喝前要"摇一摇"。有些液体药品也是如此，静置时间太长易导致药物有效成分沉淀在瓶底，在服用前需要再次将药剂混合均匀，以达到更好的药效。

专家说

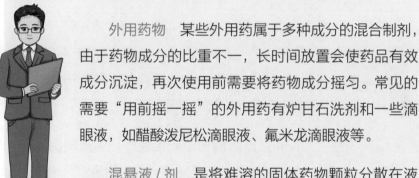

"喝前摇一摇"是大家耳熟能详的一句广告词，但是有些药物在使用前摇一摇，药效也会更佳哦！

外用药物　某些外用药属于多种成分的混合制剂，由于药物成分的比重不一，长时间放置会使药品有效成分沉淀，再次使用前需要将药物成分摇匀。常见的需要"用前摇一摇"的外用药有炉甘石洗剂和一些滴眼液，如醋酸泼尼松滴眼液、氟米龙滴眼液等。

混悬液/剂　是将难溶的固体药物颗粒分散在液体溶剂里，如多潘立酮混悬液、蒙脱石混悬液、硫糖铝口服混悬液、布洛芬混悬液、吸入用布地奈德混悬液等。混悬液/剂放置较长时间后，会出现明显的分层现象，药物成分分布不均匀，这种状态下服用会影响效果。在使用前应充分摇匀，使药物成分分散均匀。

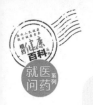

　　干混悬剂类　是指难溶性药物与适宜辅料制成的粉状物或粒状物，临用时加水振摇即可分散成混悬液，供口服使用，如阿奇霉素干混悬剂、头孢克洛干混悬剂、头孢丙烯干混悬剂等。

　　混悬型喷雾剂 / 吸入气雾剂　吸入之前也需要混合均匀，如硫酸沙丁胺醇吸入气雾剂、布地奈德鼻喷雾剂等。

　　糖浆剂　糖浆中通常会加入一定量的蔗糖以改善口感，如果糖浆存放时间较长，蔗糖和药物的溶解度可能降低，进而析出形成结晶，而蔗糖和药物因为比重较大，集中在药瓶底部，就会出现沉淀。这时，只要在使用前轻轻摇一摇，就能使药物成分重新均匀分布，保持药物浓度一致，使药物稳定地发挥作用。

　　需要注意的是，糖浆一般不建议在冰箱保存，低温保存会使蔗糖、药物的溶解度降低，进而形成结晶。糖浆的最佳保存温度在 10~30℃，开瓶后应尽快用完。如果使用前摇晃瓶子发现沉淀不消失，药物可能已经变质，最好不要服用。

　　值得注意的是，有些口服液体虽未出现肉眼可见的明显分层，但药品说明书提及使用之前需要摇匀，此时也应该严格按照说明书要求，"摇一摇"再服用。

（吴一波　曹　颖）

14. 普通片、分散片、咀嚼片和泡腾片有何不同

普通片、分散片、咀嚼片和泡腾片是药物片剂的不同分类，这不仅可以改变药物的性质，还可以调节药物释放速度，降低药物的不良反应。合理选择剂型，有助于更好地发挥药物疗效。

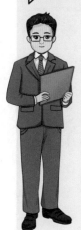

普通片、分散片、咀嚼片、泡腾片虽然都是片剂，但是它们各自的用法和受众却是不相同的。

普通片　主要辅料通常是淀粉、糊精等，它们不影响药物的释放。服用普通片时应采用坐位或站位，最好先用温开水润湿喉咙，用至少 100mL 温水送服，不可干吞，避免药物黏附于食管黏膜，刺激、损伤食管。

分散片　是指能在水中迅速崩解并均匀分散的片剂。这种剂型的设计主要是为了提高药物的溶出速度和生物利用度，从而促进药物吸收和疗效发挥。分散片可直接吞服或在水中溶解后服用。若没有吞咽障碍可直接吞服，服药前应先喝一口水润湿咽喉部，避免药物黏附在口腔或食管壁上，取坐位或者站位，用 100mL 温水送服。此外，还可将分散片放入温水中搅拌，待药物充分溶解后服用，特别适合于老人、儿童及有吞咽障碍的人。

关键词

分散　咀嚼片　泡腾片　剂型

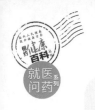

　　咀嚼片　辅料与普通片相似，经充分咀嚼可加速药物吸收，代替了药物在体内的崩解过程。咀嚼片应充分咀嚼后直接咽下或用少量温水送服，不可直接吞服，充分咀嚼有利于加速药物的溶出，从而提高疗效，适合儿童或有吞咽障碍的人。

　　泡腾片　原料一般是易溶性药物，其中的崩解剂遇水会产生大量 CO_2 气体，使片剂迅速崩解利于药物吸收。泡腾片要用 100~150mL 的凉水或温水溶解，待气泡完全消失后饮用，适用于儿童和直接吞服药片有困难的人。切记不可直接吞服或含服泡腾片，否则泡腾片在口腔或消化道崩解产生大量 CO_2 气体会导致窒息、胃穿孔等，严重时甚至可能危及生命。

（吴一波　曹　颖）

15. 为什么**控释片、缓释片**
比普通片剂服药次数少

　　控释片、缓释片由于其特别的制备工艺，不仅能够使药物缓慢持续地释放，甚至可以使药物以固定的速度释放，从而延长药物的作用时间，提高药物的利用度，达到减少给药次数、改善患者依从性的目的。

什么是缓释片和控释片

缓释片是指服用药物后能在较长时间内持续缓慢释放药物成分以达到长效作用的一类片剂。控释片是指药物能在设定的时间内自动以设定速度释放，使血液中药物浓度长时间恒定地维持在有效浓度范围的一类片剂。

缓释片和控释片、缓释胶囊和控释胶囊等可以统称为缓释控释剂，主要包括三种类型，即骨架型、膜控型和渗透泵型。

骨架型　是指将药物和一种或多种惰性固体骨架材料（如羧丙甲纤维素）通过压制或融合技术制成的片状缓释制剂。大多数骨架材料不溶于水，其中有的可以缓慢地吸水膨胀。药物以分子或结晶状态均匀分散在骨架材料中，进入体内后再缓慢释放。

膜控型　是指采用包衣技术，选用不同功能的成膜材料（如醋酸纤维素、乙基纤维素）及辅料作为包衣材料，在特定的包衣设备上按照一定的工艺流程，在普通片剂表面进行包衣，形成一层或数层功能性或非功能性包衣膜，通过包衣膜调节和控制药物释放的缓释片剂。

渗透泵型　是指利用渗透压原理，主要由药物、半透膜材料（如醋酸纤维素、乙基纤维素）、渗透压活性物质和助推剂组成的缓控释制剂。制备时先在固体

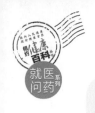

片芯外包一层半透性聚合物衣膜，然后用激光在衣膜上开一个或几个释药小孔，口服后胃肠道的水分通过半透膜进入片芯，使药物溶解成饱和溶液或混悬液，由于膜内外存在较大的渗透压差，药物溶液通过释药小孔持续泵出，直至片芯药物溶尽。最大的特点是释药均匀恒定，且释药速度不受胃肠道可变因素的影响，是目前口服缓控释制剂中比较理想的一种。

如何正确使用缓释控释剂

总的来说，缓释片和控释片是将药物与特定的骨架或包衣材料用不同制剂工艺制备得到的特殊剂型。为了保持药物的平稳释放，则需要保证药物的结构不被破坏。那么应该如何正确使用缓释控释剂呢？

一般情况下，缓释控释片不能嚼碎或碾碎服用，这样会破坏药物剂型，造成药物浓度无法控制，体内药物在短期内快速大量释放，对人体造成危害。仅某些有特殊说明的药物可以掰开服用。

缓释控释胶囊不能打开或分剂量服用，因为打开胶囊壳可能破坏制剂的缓控释结构或药物释放的定量设计。

缓释控释剂在使用过程中有哪些注意事项

服用间隔　缓释控释剂的服用间隔一般为 12 小时或 24 小时。为维持有效血药浓度，避免不良反应，患者应注意不要漏服以免血药浓度过低不能控制症状；也不要随意增加剂量，否则血药浓度太高有可能引发不良反应。服用间隔时间必须一致。

形似完整的药片的"整吃整排"问题 某些缓释控释剂的部分结构在胃肠道中不会被破坏，最后随粪便排出体外。例如微孔膜包衣片的包衣膜、不溶性骨架片的骨架及渗透泵片的生物学惰性组分，在粪便中可以见到看似完整的药片，但排出时药物有效成分已经完全释放并被人体吸收，所以无须担忧。

其他 首先，在普通剂型和缓释控释剂型转换时，注意剂量和服药次数的问题，需要咨询医生或药师；其次，缓释控释剂的特点是能在长时间或预定时间内使血药浓度维持在稳定水平，但起效慢，一般不适合作为抢救药。

（吴一波 曹 颖）

16. 为什么**栓剂**
要从"下面"给药

栓剂是药物与适宜基质制成的供腔道给药的固体制剂，其熔化温度为37℃左右，在插入体腔后会缓慢释放药物而产生药效。直肠和阴道为常用的给药腔道，所以栓剂要从"下面"给药。

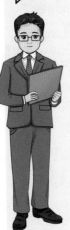

栓剂　阴道给药　直肠给药

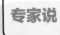

栓剂有哪些作用

局部作用　可在局部起通便、镇痛、止痒、抗菌、抗炎等作用，如用于通便的甘油栓和用于治疗阴道炎的氯己定栓，均为局部作用的栓剂。

全身作用　主要是通过直肠给药，经直肠黏膜吸收进入血液循环而起到全身作用。

为什么栓剂要从"下面"给药

栓剂通常是通过肛门或阴道给药。某些种类的栓剂为在直肠或阴道内产生局部作用，如镇痛、抗炎、抗菌，因此要从相应部位给药。直肠黏膜和阴道黏膜具有丰富的血管网络，通过这些薄而血供丰富的黏膜，药物可以更快地吸收，迅速发挥作用。栓剂给药使药物绕过肝脏的首过效应，可以减少药物代谢的损失，提高药物的利用率。某些药物会引起胃肠道不适或刺激，通过直肠或阴道给药可以减少这些不良反应的发生。

误口服栓剂会出现哪些后果

栓剂通常设计为经过直肠或阴道黏膜吸收，如果口服栓剂，药物可能无法被有效吸收，导致药效减弱或完全失效。此外，口服栓剂可能引起胃肠道不适，如恶心、呕吐、腹泻。一些栓剂中可能含有对胃肠道有害的成分，口服可能损伤消化道黏膜。如果发现自己误服了栓剂，应该立刻停止进一步口服，用清水漱口，并立刻就近就医，寻求专业的医疗帮助。

栓剂的使用方法及注意事项

妇科栓剂是最常见，也是应用最广泛的栓剂，下面将以妇科栓剂为例介绍栓剂的使用方法及注意事项。

首先，清洁手和外阴，如栓剂外有线绳，需要提前检查线绳是否牢固，于示指戴上一次性手指套。接下来，选择舒服的姿势，可选择平躺或半蹲；最后，顺着阴道口缓慢推入栓剂，至少一指深。如有线绳，可将其留在体外，插入太浅容易脱出且有异物感。夏天栓剂容易变软，不便塞入，可放入冰箱冷冻 5 分钟左右，待栓剂变硬后再使用。用药期间要避免性生活以免影响栓剂中药物的释放。

（吴一波　杨玉琪）

17. 为什么服用某些**糖浆**后不能立刻**饮水**

糖浆剂包括单糖浆、矫味糖浆和药物糖浆。最常见的服用后不能立刻饮水的是止咳糖浆。止咳糖浆具有止咳、化痰等功效，通过覆盖咽部黏膜，减少炎症刺激，从而缓解咳嗽。因此，服用止咳糖浆后应注意避免立刻饮水，以免稀释药物，影响药效。

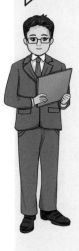

关键词

止咳糖浆 糖浆剂 饮水

服用某些糖浆剂后不能立刻饮水的原因在于糖浆剂的治疗作用通常依赖于其在黏膜上的覆盖。

许多糖浆剂在喉咙和上呼吸道黏膜处形成保护层，以润滑呼吸道、减轻刺激、抑制咳嗽反射或帮助溶解和排出痰液。还有些糖浆剂专为咽喉或口腔局部治疗设计，如用于治疗咽喉痛的糖浆。如果立即饮水，会稀释附着在咽喉部黏膜上的糖浆液体，从而减弱药物疗效，使其无法正常发挥药效，不利于症状减缓。

对于一些旨在通过形成物理屏障或化学屏障发挥药效的糖浆剂，如保护胃黏膜的糖浆，立即饮水可能破坏这一屏障作用。

糖浆剂中的某些药物成分在局部或者胃肠道内被充分吸收需要一定时间，立即饮水可能加速药物通过消化道，减少药物与黏膜的接触时间，进而影响药物的吸收速度和程度。

因此，在服用糖浆后5分钟内尽量不要饮水，以确保药物能够充分发挥其预期效果。根据具体情况还需要遵循医生或药师的建议以及药品说明书上的指导。在使用糖浆剂期间，应注意控制饮食，避免食用辛辣刺激性食物，如辣椒、胡椒、花椒，以免刺激喉咙，影响药效。同时，要保持良好的作息习惯，避免熬夜，也有助于疾病的治疗和恢复。

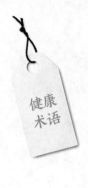

糖浆剂 糖浆剂是药物制剂类型的一种，它是将药物成分溶解在糖浆中制成的。这种制剂通常用于儿童或者吞服药片困难的患者。糖浆剂可以让药物更容易被人体吸收，因为味道比较甜，所以对一些人来说会更容易接受。

（吴一波　杨玉琪）

18. 为什么患者想打针、输液，医生却建议**先用口服药**

日常生活中所说的"吃药"属于口服给药，打针、输液属于注射给药。注射给药比口服给药吸收更快，出现不良反应更迅速，因此处理相对困难。另外，打针、输液会造成一定程度的组织损伤，可能引起疼痛、感染等潜在并发症。因此对于一些常见的、较轻症状的疾病，如感冒，医生往往会建议患者先用口服药，而不是直接打针、输液。

口服给药是药物经口服后通过胃肠道吸收进入血液循环，达到局部治疗或全身治疗的目的。通常，只有在不适用口服给药的情况下（如呕吐、意识障碍或

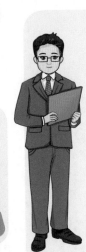

不能吞咽、部分胃肠道手术后、治疗部分急症），才会选择注射方式给药。

口服给药是最常用的给药方式，通常价格比注射给药低，患者更容易接受，且操作简单。注射给药需要专业医护人员操作，且接受注射后通常需要一定时间的留院观察。口服给药后药物首先进入胃肠道，相比注射给药，口服给药的吸收速度缓慢，有利于维持药物血浆浓度的稳定。通常口服给药引起的不良反应相对较少，因为药物首先经过胃肠道吸收，而非直接进入血液循环，若发生药物不良反应，医护人员有更充分的时间和更多的手段防止药物进一步吸收。

注射给药相比口服给药风险更大。注射给药会造成一定程度的组织损伤，可能导致局部皮肤感染或全身感染。不正确、不规范的注射操作还可能导致神经、血管或组织损伤，比较常见的不良反应是静脉炎和坐骨神经炎。同时注射两种或两种以上药物时，若存在配伍禁忌，可能导致药效降低甚至引发不良反应，延误治疗。另外，使用未经消毒的针头或注射器可能导致感染或某些疾病的传播。因此，日常生活中常说的"能吃药就不打针"是有一定科学依据的。

静脉炎是注射给药最常见的不良反应，长期使用静脉导管、输液管或静脉注射浓度过高或刺激性药物时，可能导致感染和炎症，增加静脉炎的发生概率。在静脉输液时，若注射点或沿输液静脉走向出现疼痛或不适感，静脉周围组织出现红肿、发热、局部充血、硬结或触摸到硬块，局部皮肤出现色素沉着、潮红等症状，则表示静脉内发生了炎症反应。这时需要第一时间报告身边的医护人员，寻求专业的医疗帮助。

（吴一波　杨玉琪）

三

装备家庭
小药箱

19. 如何合理使用
家庭常备药

家庭常备药是为应对紧急情况和一些常见疾病以及慢性疾病常规用药的储备。如果管理不科学、用药方法不正确，很可能影响药效或安全性，不仅会使疾病无法及时治愈，甚至可能发生一些不可预知的意外。

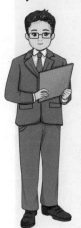

药不能随便用　家庭常备药往往是针对一些常见且症状较轻的病症，如感冒、发热、疼痛、腹泻、便秘、消化不良、轻微过敏、晕车、跌打损伤等，可根据疾病的种类和症状选择对症的药品。如果疾病起病急、症状重，那么不应拖延，需要尽早就医明确诊断，由医生指导相关治疗。

学会看药品说明书　药品说明书是具有医学和法律意义的文书，可以指导老百姓安全、合理使用药品。对于大多数用药患者而言，药品说明书上的药品名称、适应证、禁忌证、用法用量、不良反应、注意事项、警示语、贮藏及有效期等方面的内容需要认真阅读。如果用药对象是儿童、老人、孕妇及哺乳期女性，还要重点阅读相应特殊人群的信息。

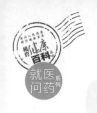

正确掌握用药途径和方法　虽然人们常说"吃药""喝药"，但是用药的途径不仅局限于口服。用药的方法和途径多种多样，包括口服给药、舌下给药、呼吸道给药、经皮给药等。只有掌握每一种给药途径的操作方法，关注每一种用药途径的特殊注意事项，才能让药物最大程度地发挥效果。

正确掌握用药时间　适宜的用药时间有利于保证药物发挥最佳疗效，并尽可能避免药物不良反应，减少用药给生活、工作带来的困扰。因此，不仅要选对药，正确理解并做到在适宜的时间用药也至关重要。需要了解不同用药时间的含义，包括每日3次、每日2次、每日1次、空腹、餐前、餐时、餐后、睡前等。

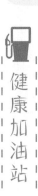

健康加油站

应该如何处理错误服用药物或误服过量药物的情况

若不慎错误服用药物或误服超过药品说明书剂量上限的药物，请及时咨询医生或前往医院就诊；若误服药物后出现明显不适（如恶心、呕吐、嗜睡、意识模糊等），请立即前往医院急诊就诊或拨打120急救电话。误服药物者前往医院就诊时，请勿自己驾车。就诊时要携带误服的药物（包装、剩余药物等），并尽可能记录药物名称、误服剂量和误服时间等详细信息。

（董淑杰　李潇潇）

20. 如何管理**家庭小药箱**

家庭小药箱关系着一个家庭的用药安全，想要安全管理家庭小药箱，需要做到以下几点，即空间独立、分类存放、包装留存、做好标记、定期整理、用前确认。

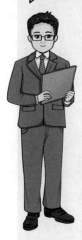

空间独立　很多人习惯将家里所有的药物放在同一个储物盒或抽屉里，甚至与食品、保健品或杂物混放。这样做并不恰当，因为各种物品混放，不但容易相互污染，从而影响药品质量，还容易发生因错拿药品而误服的意外事件。因此建议最好使用有很多空格的储物盒，有条件时也可以用家庭急救箱保存药品，分区、分层存放，这样不仅有利于充分利用空间，也便于对药品的合理分类，方便随用随取。此外，药箱应放在隐蔽处，必要时可上锁，防止儿童或者精神疾病患者误服。

分类存放　存放药品时要注意把中药和西药分开，口服药与外用药分开，处方药和非处方药分开，成人药与小儿药分开，急救药与常规药品分开。特别要注意的是，毒性较大的药品要单独存放，严格保管，清晰标记，不要装在旧药品的瓶子里，以免误服。

包装留存　很多人常会遇到这样的情况：需要用药时，发现找不到药品的外包装和说明书了，不知道

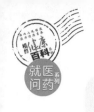

药品是否过期，又不敢贸然使用，只能去买新的。有些药物已经失去了本来的包装盒，大家会因无法判断有效期而误服过期、变质的药物，这是很危险的。因此，建议尽可能保留药品原包装，保证药品的标签完整、清晰，不要破坏外包装；有锡箔纸包装的药品在不服用时不要掰出；瓶装药品用原装瓶即可；若是散装的，应装于干净的小瓶中，瓶外粘贴标签，详细标明药品名称、用途、用法、用量、注意事项和有效期等信息。

做好标记 对于一些特殊药品，可以粘贴醒目的标签，用于标注相关特别提示。为便于管理和查找所需药品，可以对小药箱中的药品利用"一张表"登记，表格中可包括但不限于药品名称、适应证、用法用量、有效期、存放位置等信息。

定期整理 一般建议每隔3个月整理一次，一方面检查有无过期、变质药物，另一方面对小药箱的存药情况做到心中有数，避免重复购药或药物储备不足。

用前确认 每次使用小药箱内的药品时，应对照药品说明书，至少需核对"药品名称、适应证、用法用量、有效期"，以确认所选药品适合自己的症状，按照用法用量取用对应的药量，并确认拟使用的药品在有效期内。

每个家庭可根据实际情况对小药箱进行调整和管理，使其既能保证紧急用药的供应，又尽可能减少安全隐患和药品浪费，让小药箱真正发挥其保护健康的大作用。

居家常备药，如何科学储存

（董淑杰　石伟龙）

21. 家庭小药箱
应该常备哪些药物

　　家庭小药箱是家庭的必备物品，小药箱的合理配备可以保护家人的健康。做好家庭小药箱的日常储备，以备不时之需。

　　家庭小药箱通常需要准备以下药物。

　　感冒药　感冒药必不可少，主要是为了缓解感冒带来的鼻塞、咳嗽等不适症状。

　　镇痛药　面对轻中度头痛、牙痛、关节痛、肌肉骨骼痛、腰痛、痛经等，可以选用镇痛药来缓解症状。

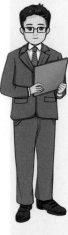

消化系统用药 腹泻、便秘和消化不良等症状时而出现，家中可常备消化系统用药。腹泻就是俗话说的"拉肚子"；便秘的常见症状包括排便次数减少、大便干结、排便困难等；常见的消化不良症状包括上腹痛、早饱、腹胀、嗳气。

抗过敏药 对于过敏体质的人来说，家中备用抗过敏药是非常重要的。日常生活中的化妆品、花粉、尘螨、食物、蚊虫叮咬等都可能引起皮肤过敏。常见的过敏症状包括皮疹、皮肤瘙痒、鼻塞、流涕、打喷嚏、眼痒等，严重者甚至可以发生喉头水肿、过敏性休克等情况。

晕车药 对于晕车的人来说，乘坐交通工具可能出现头晕、恶心、呕吐、上腹部不适、面色苍白、出冷汗等症状。

外用药 日常生活中难免磕磕碰碰、跌打损伤，轻微时可能出现局部不适、皮下瘀青、疼痛，严重时则可能导致皮肤破溃和出血等。对于擦伤、碰伤、烫伤、划伤、蚊虫咬伤等伤口的处理，可用家中常备的外用药进行快速应急处理。

急救药 急救药主要针对患有特定疾病的人群，如冠心病、哮喘等患者，家中有上述疾病患者，应常备急救药。

非药品类 家庭小药箱还应存放非药物类必备物品，包括急救手册、家用医疗器械和耗材类医疗器械。

小药箱以非处方药为主，请仔细阅读药品说明书，按照说明书用药，如有处方药，请在医生或药师指导下使用。下面的必备清单可作为日常参考。

家庭小药箱配备清单

药品类别		药品名称
感冒药		对乙酰氨基酚、酚麻美敏等
镇痛药		对乙酰氨基酚、布洛芬、双氯芬酸钠
消化系统用药	止泻药	蒙脱石散、盐酸小檗碱、口服补液盐
	通便药	开塞露、乳果糖、聚乙二醇4000
	助消化药	乳酶生、多潘立酮、健胃消食片
	抑酸药	铝碳酸镁咀嚼片
抗过敏药		氯雷他定、西替利嗪
晕车药		茶苯海明、苯海拉明、东莨菪碱贴剂
外用药	跌打损伤	云南白药喷雾
	皮肤用药	碘伏、莫匹罗星软膏、红霉素软膏、酮康唑乳膏
	蚊虫叮咬	炉甘石洗剂、清凉油、风油精
	眼部用药	红霉素眼膏、玻璃酸钠滴眼液
	烫伤药	烫伤膏
急救药	冠心病	硝酸甘油、速效救心丸
	哮喘	沙丁胺醇气雾剂
其他	急救手册	
	家用医疗器械	血压计、血糖仪等
	耗材类医疗器械	医用纱布、医用胶布、绷带、医用棉签、体温计、圆头小剪刀、碘伏棉签/棉球、酒精棉片/棉球、创可贴等

注：每类药物任选一种即可。

（董淑杰　闫盈盈）

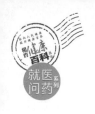

22. 如何正确使用**退热药**

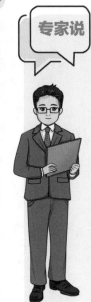

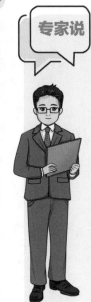**关键词**

发热　退热药

当体温升至 38.5℃ 以上可以使用退热药，较为安全的退热药包括对乙酰氨基酚和布洛芬，选其中一种即可，避免重复用药。体温未达到 38.5℃ 的儿童或老年人，如感到明显不适，也可以酌情使用。

专家说

何时建议服用退热药　体温在 37.5~38.5℃ 时，优先选择物理降温，当体温升至 38.5℃ 以上时，可以使用退热药。对于有基础疾病的老年人或症状较重但体温未升至 38.5℃ 的发热患者，如果出现精神萎靡或合并其他系统症状，也可考虑服用退热药。

退热药可首选什么　对于无基础疾病的人群，较为安全的退热药包括对乙酰氨基酚和布洛芬，选择其中一种即可。其他市面上常见的"复方感冒药"，药名中含有"氨酚"或"酚"，即含有对乙酰氨基酚成分，也可以起到退热作用。需要注意，用药前需要仔细阅读药品说明书，比对不同药品的成分，避免重复用药、过量用药。

退热药间隔多久可以再次服用　高热不退可以间隔 4~6 小时重复给药一次，24 小时最多用药 4 次，用于退热时通常连续应用不超过 3 天。若症状仍未缓解，需要考虑合并其他疾病的可能，如肺炎、其

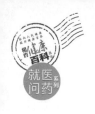

他原因导致的发热等，此时不建议继续在家观察，应前往医院就诊。

退热药并不是吃得越多，体温恢复得越快，如果超量服用或叠加应用多种退热药，肝脏或其他脏器可能受到损害，因此一定要仔细阅读药品说明书或咨询医生、药师后服用。肝肾功能不全和胃肠道疾病患者用药前要咨询医生或药师。

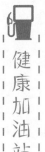

健康加油站

体温越高病情越严重吗

并不是，不能单纯以发热程度来判断疾病的严重程度。发热为机体针对外来病原或物质的一种常见的病理生理反应，换句话说，一定程度的发热对激活机体免疫功能是有益的。需要注意的是，小于 3 月龄的婴儿体温 ≥ 38℃、3~6 月龄婴儿体温 ≥ 39℃时，出现严重感染的风险较大。持续高热可能引发人体细胞变性、坏死甚至出现发热相关的细胞因子风暴而危及生命，因此持续高热不退时要及时就诊，避免延误治疗时机。

（董淑杰）

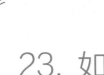

23. 如何正确使用**外用乳膏**

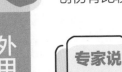

乳膏剂是使用率比较高的一种外用药剂型。发生湿疹、荨麻疹、蚊虫叮咬、特应性皮炎、接触性皮炎、手足癣、头癣、股癣或者小面积烧烫伤时，大家会想到使用一些乳膏剂进行治疗。乳膏剂体积小，易于携带，使用方便，一般直接涂抹于患处，对于各类皮肤病及表皮创伤有比较好的治疗作用。

专家说

针对不同的皮肤损伤、皮损面积和药品种类，需要不同的乳膏用量，因此涂抹手法也有所不同。

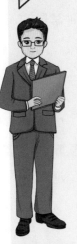

点涂 一般用于皮损面积较小，直径不超过 1~2mm 的皮损，如痘印、粉刺。点涂一般适用于有刺激性的药膏，可以避免该类药膏刺激正常皮肤引起不适。

薄涂 一般用于皮损面积较小，直径不超过 1~2mm 的皮损，如痘印、粉刺。不同部位皮肤的肤质与厚薄程度不一样，如面部、腋下、阴囊等皱褶处的皮肤较薄，需要采用薄涂的方式。这类方法一般适用于有刺激性的药物，这类药物使用较低量也可较好地发挥作用，为避免过量使用产生不良反应，故薄涂。

厚涂 一般用于皮肤较厚部位，如手掌和脚底的皮肤，或是为了保证疗效而必须使用足够剂量药物的疾病（如银屑病），厚涂时可以使用指尖单位涂抹法。

封包　适用于手部、脚部等一般用药吸收效果较差、需要增强药物渗透的部位，如治疗灰指甲时可以使用。使用时局部涂抹药膏，然后用创口贴、保鲜膜或一次性手套等包裹涂抹药膏的患处，封包时间为 30 分钟左右，以增加药物的渗透，起到更好的治疗效果。

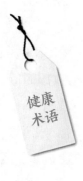

健康术语

　　指尖单位涂抹法　为解决软膏剂用量难以把握的问题，专家们提出了"指尖单位"（FTU）的概念。从管口直径为 5mm 的标准外用软膏管挤出的长度相当于示指指尖到第一指节褶皱处的软膏剂为 1FTU。通常 1FTU 的药膏重量约为 0.5g，换算成体表面积约为 2 个"手面积"，即 1FTU 的药膏可涂抹大约 2 个"手面积"大小的皮肤病变部位。

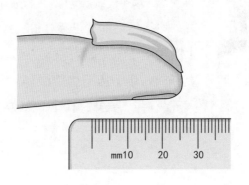

（董淑杰）

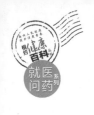

24. 如何正确使用**急救药**

关键词

冠心病　哮喘　急救药

急救药主要针对患有特定疾病的人群，如冠心病、哮喘等患者，家中有上述疾病患者，应常备急救药。

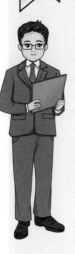

专家说

冠心病　家中必备硝酸甘油或速效救心丸，当患者出现胸痛、胸闷等症状急性发作时，采用正确的急救方法可以及时为自己和家人赢得宝贵的救援时间。硝酸甘油是缓解心绞痛的首选药物，通常效果确切、起效快。患者应取坐位服药，舌下含服 1 片。如需要，5 分钟后可再给药 1 次，如果 15 分钟内总量达 3 片后疼痛持续存在，需要拨打 120 急救电话，立即就医。

没有硝酸甘油时，可使用备选药品——速效救心丸，可行气活血，祛瘀止痛，缓解心绞痛等不适，临床上主要用于气滞血瘀型冠心病以及心绞痛。心绞痛急性发作时，患者应取坐位服药，舌下含服 10~15 粒。如果无缓解，需要拨打 120 急救电话，立即就医。

冠心病患者服用急救药前需要先量血压，如果患者收缩压（俗称"高压"）低于 90mmHg 或低于平时血压 30mmHg，则不适用硝酸甘油或速效救心丸。急救药大多只能缓解一时的症状，为患者争取急救时间，因此服药后症状缓解的患者仍应到医院就诊，以免错失治疗时机。

哮喘　一般发作较急，发作前多有诱因，如接触某种过敏原或刺激性气体。若家中的哮喘患者出现哮喘急性发作，如喘息、气短、咳嗽、胸闷，或原有症状急剧加重并伴有呼吸困难，可选用沙丁胺醇气雾剂。当哮喘急性发作时，根据病情严重程度每次使用 2~4 喷，一般间隔 3 小时重复使用，直到症状缓解。沙丁胺醇气雾剂为特殊装置吸入用药，一定要根据药品说明书熟练掌握药物吸入方法，或前往医院的药学门诊、药物咨询室学习正确使用方法，才能在急救时得到恰当治疗。哮喘急性发作要在第一时间给予治疗，以迅速缓解患者的症状。同时要立即停止接触过敏原，保持环境空气清新、通风良好，避免暴露于污染的空气中。患者尽量采取端坐位或者坐位。若症状危急、严重，或自我药物治疗效果不佳，患者或家属应及时拨打 120 急救电话，去医院进行急救处理。

（董淑杰）

25. 如何正确使用**消毒剂**

在我们的家中和周围环境中，存在着非常多的不同的微生物，如细菌、真菌、病毒。生活中会不可避免地接触这些微生物，如果没有做好清洁、防护或人体免疫力低下时，就容易被微生物感染而生病。因此，清洁消毒是日常防护中非常关键的环节。

关键词

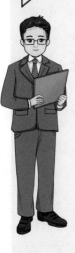

消毒剂 酒精 过氧化氢 84 消毒液

消毒剂按有效成分可大致分为醇类消毒剂、含氯消毒剂、过氧化物类消毒剂、含碘消毒剂和季铵盐类消毒剂等。

醇类消毒剂 75% 酒精是这类消毒剂的首选，除此之外还有正丙醇和异丙醇等。醇类消毒剂不仅可以用于皮肤消毒，也可用于物品表面消毒以及小件浸泡消毒。不过酒精是易燃易爆物，当空气中的酒精浓度超过 3% 即可能引发火灾，因此不建议大量以喷洒、喷雾形式大量使用醇类消毒剂进行消毒。此外，用酒精对口罩表面进行喷雾消毒是不可取的，会导致口罩防护功效降低甚至过滤效果丧失。

含氯消毒剂 以 84 消毒液、漂白粉为代表。适用范围包括物体表面消毒、织物等污染物品消毒、果蔬和餐具消毒。市售的含氯消毒剂一般是高浓度氯，一定要根据说明书做一定比例稀释后才能安全使用，不同品牌 84 消毒液应按瓶身要求加水稀释。消毒液与水的配比大致如下：地面、餐具、织物等一般物体表面 1∶150；果蔬 1∶600；血液、黏液等体液污染物 1∶10。含氯消毒剂对皮肤和黏膜有刺激性，配制时尽量在空气流通的环境中操作，注意佩戴手套，避免接触皮肤。

过氧化物类消毒剂 包括过氧化氢消毒剂、过氧乙酸消毒剂，适用范围有物体表面消毒、室内空气消毒、皮肤伤口消毒、耐腐蚀医疗器械消毒等。0.2% 过氧乙酸溶液可用于手的浸泡消毒；0.5% 过氧乙酸溶液可用于餐具浸泡消毒，也可用于物品表面的喷洒或擦拭消毒。皮肤伤口消毒建议使用 3% 过氧化氢消毒液，直接冲洗皮肤伤口表面，作用 3~5 分钟。由于其可分解为乙酸和氧气，与还原剂和有机物等接触会发生剧烈反应，有燃烧、爆炸的风险，因此应储存于阴凉、通风处，远离火种、热源，避免阳光直射。过氧乙酸对金属有腐蚀性，不能用于金属物品的消毒。因其存在一定的危险性，居家使用须谨慎。

含碘消毒剂　多在医院使用，一般用于手术部位、注射和穿刺部位等皮肤消毒，包括碘酊、碘伏、碘液、碘甘油、复合型含碘消毒液等。含有效碘 250~500mg/L 的碘伏可用于黏膜消毒。建议在开瓶后 2 周内使用，不用时密封保存。

季铵盐类消毒剂　可用于环境与物体表面（包括纤维与织物）、手卫生消毒（与醇复配的消毒剂可用于外科手消毒），代表消毒剂有苯扎氯铵、苯扎溴铵等。此类消毒剂不能与肥皂或其他阴离子洗涤剂同用，也不能与碘或过氧化物（如高锰酸钾、过氧化氢、磺胺粉等）同用。

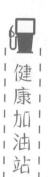

健康加油站

对酒精过敏的人群可以使用哪些消毒剂
进行手消毒

酒精过敏者想要进行手消毒，可选择非醇类季铵盐类消毒剂、3% 过氧化氢消毒剂、碘伏或无醇型安尔碘、低浓度（0.05%）含氯消毒剂。

（董淑杰）

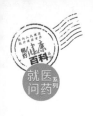

26. 如何正确使用**抗菌药**

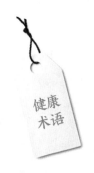

健康术语

抗菌药 一般是指具有杀菌或抑菌活性的药物，包括各种抗生素、磺胺类、咪唑类、硝基咪唑类、喹诺酮类等化学合成药物。

支气管炎、中耳炎、咽炎、鼻炎、胃炎等常见疾病的名称中均带有"炎"字，很多人理所当然地认为得用抗菌药治疗才能"消炎"。实际上，"炎"只是医学上用来描述以红、肿、热、痛为主要表现的病症，可能是细菌感染、病毒感染等因素引起，也可能与感染完全无关。急性细菌性感染引起的炎症，如急性咽炎、急性中耳炎、肺炎等，要遵医嘱用抗菌药；但多数非感染慢性炎症需要用其他药物进行治疗。

专家说

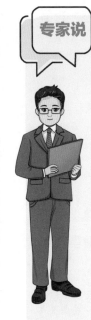

有时候人们会因为感冒、发热、嗓子痛、咳嗽等原因使用抗菌药。出现这些"小病"时错用或用错抗菌药，不仅不能缓解症状，还可能导致感染加重，引起病菌耐药，干扰医生判断病情和制订后续治疗方案。即使明确是细菌感染，医生也需要通过相应的检查，明确是哪种细菌感染、感染程度如何，才能给出合适的抗菌药处方。

关键点 1：抗菌药对病毒无效，只用于细菌感染

如果生病或者有感染症状时，应前往医院就诊，经医生诊断明确病因和致病菌后再进行针对性治疗，切忌自己随意使用抗菌药。没有细菌感染指征时使用抗菌药，可能让患者未来面临耐药以及真菌、肠道菌群紊乱等风险。

关键点 2：滥用抗菌药会增加耐药风险

滥用抗菌药会使一部分细菌产生变异，成为耐药菌株，也就是对原本敏感的抗菌药高度耐受，严重时甚至会诱发"超级细菌"的出现，并可能将耐药性传播给其他细菌。

关键点 3：疗程不足会增加治疗失败风险

在对明确诊断的感染进行针对性治疗时，有些患者在病情好转后不想继续用药，甚至自己停用抗菌药，这是完全错误的。需要明确的是，想要起到良好的抗感染疗效，需要按规定的疗程使用抗菌药。随意停药会给患者带来很大的风险，一是致病菌感染会卷土重来，二是一旦耐药后再次感染，将更难治疗；随意停药也会给他人带来风险，有些产生耐药的致病菌可以存活并传染他人，而这些细菌由于耐药很难被抗菌药杀死。因此，即使用药后感觉病情已经好转，患者也一定要遵医嘱用完整个疗程的抗菌药。

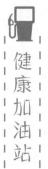
健康加油站

为应对微生物耐药带来的挑战，世界卫生组织（WHO）将每年 11 月的第三周定为"世界提高抗微生物药物耐药性认识周"，旨在提高全社会合理使用抗微生物药物的认知水平，遏制微生物耐药与蔓延，维护人民群众身体健康，促进经济社会协调发展。

（董淑杰）

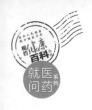

27. 如何正确使用
助消化药

关键词

消化酶 促胃动力

助消化药品种较多，选择时应有的放矢，不可盲目使用，使用后若症状未缓解，应及时就医。根据不同药物种类，要注意是饭前还是饭后服用。特殊人群还需要注意应在医生或临床药师的指导下用药。应用促胃动力药的患者，需要警惕发生严重心律失常等不良反应，提倡"低剂量，短疗程"使用。

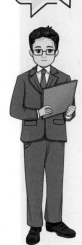

专家说

助消化药是一大类药物，主要包括以下几种。

由消化液内的正常成分组成 如各种消化酶。当消化液分泌不足时，此类药物起到补充、替代消化酶帮助消化的作用。常见的药物有乳酸菌素片、乳酶生片、干酵母片、米曲菌胰酶片、复方消化酶胶囊、胰酶肠溶胶囊、复方阿嗪米特片等。就服药时间而言，上述各种消化酶制剂，大多数在饭中或饭后服用，但胰酶肠溶胶囊例外，需要在餐前半小时服用。

药物直接作用于胃肠壁 通过增加胃肠道的蠕动和张力促进胃排空，同时也能增强食管的蠕动和食管下括约肌的张力，抑制恶心、呕吐，俗称"促胃动力药"。常见的药物有多潘立酮、莫沙必利、伊托必利、曲美布汀等，应在餐前半小时左右服用。

中成药　如健胃消食片和枳术宽中胶囊等，前者的主要成分是太子参、陈皮、山药、炒麦芽和山楂，用于脾胃虚弱所致的食积；后者的主要成分是白术（炒）、枳实、柴胡和山楂，用于胃痞（脾虚气滞）。健胃消食片通常在饭后咀嚼服用。

助消化药大多数属于 OTC，种类繁多，患者可自行在药店购买，应选择适合自身症状的药品，不可盲目使用，更要避免滥用。一般情况下，促胃动力药使用 3 天症状就会缓解，如未缓解或改善不明显，应及时到医院就诊，该类药物使用时间一般不超过 1~2 周。对于中成药制剂，在中医辨证诊断后方可使用，儿童用药应酌情减量。需要特别注意的是，促胃动力药可能对心脏产生影响，对于患有心脏病、已知有 QT 间期延长的患者、接受化疗的肿瘤患者、老年患者（>60 岁）或电解质紊乱的患者，发生严重室性心律失常甚至心源性猝死的风险可能增加，因此，这类患者使用促胃动力药前应咨询医生或药师，提倡"低剂量、短疗程"使用。特殊人群，如孕妇、妊娠期女性或儿童，用药应更加慎重，在医生或药师的指导下用药。

（周鹏翔）

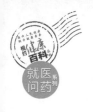

28. **外出旅行**时
应该携带哪些药品

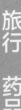
外出旅行，换了新环境，我们可能会"水土不服"。为了避免旅行中遇到"小插曲"，可以随身携带一些常用药物以备不时之需，如退热药、抗过敏药、晕车药、消化系统用药等。

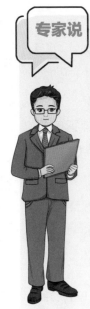

专家说

退热药　外出旅行，置身陌生环境、饮食不规律、体能消耗大、气候温度变化等，都是发热的诱因。发热是很多疾病的共同症状，如果明确是因受寒等引起感冒而出现发热，对症治疗即可。但如果伴随其他症状，如腹泻、剧烈咳嗽、皮疹，或高热不退，都应该及时去医院就诊。一般在体温超过38.5℃时才需要使用退热药，最常用的退热药有对乙酰氨基酚和布洛芬，这两种药物除退热之外，也可以用于止痛。孩子发热向来都是最让家长们头痛的，尤其发生在旅行中就更让人焦急。如高热不退，一般每4~6小时重复给药一次，24小时最多用药4次。旅行时，最好随身携带一支电子体温计，以便随时监测体温。此外，还要注意，很多感冒药中可能含有对乙酰氨基酚、布洛芬等退热成分，因此，不要重复使用，避免药物过量。

抗过敏药　如果旅行地气候不适宜、接触了某些昆虫或动物、服用了不常食用的食物，都可能诱发过敏反应。过敏最常见的表现是皮肤瘙痒、荨麻疹，抗过敏药可选择西替利嗪、氯雷他定等。需要注意，抗过敏药可能引起嗜睡、困倦等不良反应，用药后一般不建议自驾。如果旅途中发生严重的过敏反应，如喉头发紧、呼吸困难、过敏性休克，应立即就近前往医院急诊就诊。最重要的是，旅途中要远离已知的过敏原，减少过敏反应的发生。在外出旅行中，可以用消毒湿巾清洁座椅、扶手、食物托盘和门把手等，以减少公共场合中接触过敏原的机会。

晕车药 晕车是一种不愉快的体验。在旅行中，长时间乘坐汽车、火车、轮船可能导致晕车，攀岩或蹦极等极限运动也可能引发晕车感。长时间晕车可能引起困倦、注意力不集中，也可能出现恶心、呕吐等症状，无法享受旅行的快乐。茶苯海明和苯海拉明是两种常用的晕车药，对预防和治疗晕车有效；东莨菪碱贴剂是目前预防晕车最有效的药品。注意，晕车药一般上车前30~60分钟服用。贴剂则需要至少提前4小时贴于耳后，才可发挥预防晕车的作用。

消化系统用药 外出旅行过程中往往少不了几顿丰盛的大餐，但满足味蕾之后，很多人却会遇到消化不良的问题。因此，助消化药也是旅行常备药品之一，如多潘立酮片、健胃消食片。如果担心发生反流、反酸、烧心等不适，可以准备一些抑酸药来缓解，如铝碳酸镁片、铝碳酸镁咀嚼片、雷尼替丁胶囊。另外，如果因水土不服或食用不洁的食物而发生腹泻，可以使用止泻药治疗，如黄连素片、蒙脱石散；并及时补充水分、盐分，以缓解不适，如使用口服补液盐。

（周鹏翔）

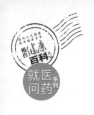

29. "海淘药"值得信赖吗

近年，各种"海淘药"的宣传铺天盖地，让消费者跃跃欲试。其实，"海淘药"并没有什么"神奇"之处，且质量和销售渠道缺少有效保障。建议消费者选择正规渠道购买药品。

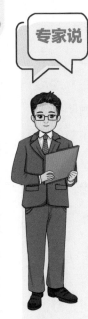

专家说

购买"海淘药"可能存在一些风险，如法律风险、药品质量、药品安全和售后服务等风险。以销售火爆的"海淘"镇痛药为例，商家号称"止痛特效药"，效果立竿见影，无任何不良反应。其实，这款药主要成分为常见的非甾体抗炎药（如布洛芬），作为一种解热镇痛药，可缓解多种轻中度疼痛。另外，尤其要注意"海淘药"中含有的特殊成分物质，如有些"海淘"镇痛药中添加了咖啡因，可兴奋神经，缓解疼痛，但属于精神类药品，易造成滥用，美国食品与药物管理局（FDA）已将其从"一般认为安全"药品添加剂中删除。有的药物中添加了丙戊酰脲，其主要作用是镇静、催眠，由于严重的不良反应，包括血小板减少性紫癜、中枢神经抑制、造血抑制等，在多数国家被禁用，目前只有日本在继续使用。除此之外，近年来，在日本非处方药不良反应报告中，含丙戊酰脲的非处方解热镇痛药中"皮肤和皮下组织疾病"的不良反应报道率明显增高。

近年来一款"便秘小粉丸"风靡朋友圈，很多使用过的消费者反映看不懂外文说明书，不少人在服药后发生了腹部绞痛。此款药品的主要成分为比沙可啶。比沙可啶是一种刺激性轻泻药，主要通过改变肠道黏膜对电解质的转运而发挥作用，常见不良反应为腹部绞痛、腹部不适。长期服药可能导致低血钾、蛋白丢失性肠病和盐缺乏。禁忌证包括阑尾炎、肠梗阻和胃肠炎，有这些疾病的患者不能服用。另外，孕妇和哺乳期女性不宜使用。实际上，国产药物中也有和它成分一样的药品——比沙可啶肠溶片，这类药品最好在医生或药师的指导下服用。

　　对于"海淘药"，需要谨慎评估和考虑，应通过正规渠道购买药品，并在医生和药师的指导下使用。

（周鹏翔　王志桐）

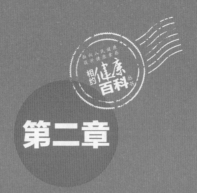

第二章

药品正确使用方法

西药的
正确使用方法

1. 如何正确使用
口服**片剂**和**液体制剂**

原则上片剂用适量水整片送服，特殊剂型的片剂（如肠溶片、缓释片或控释片）一般情况下不能掰开、碾碎或咀嚼服用。避免使用饮料、茶水、牛奶等液体送服。量取及服用口服液体制剂时应保证药品的清洁，使用前摇匀。

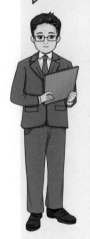

片剂　对于口服片剂来说，通常要求整片吞服，用适量水（150~300mL）送服，避免使用饮料、茶水、牛奶等代替，因为这些液体可能会影响药物的吸收，进而影响疗效。不方便整片吞服或存在吞咽困难的患者，对于普通片剂（如薄膜衣片、糖衣片等），可以将其掰开或将片剂碾碎后服用。另外一种为分散片，放入水中后可迅速崩解，形成分散均匀的液体制剂，具有吸收快而充分的特点，可提高生物利用度，相对于普通片剂或胶囊剂，服用更方便，特别是对老年人、婴幼儿或有吞咽障碍的患者。还有些特殊片剂，如肠溶片、缓释片或控释片，这些特殊剂型一般情况下不可掰开、碾碎或咀嚼后服用，应整片吞服。因为这些特殊片剂的剂型结构被破坏后，可能导致药物不能在肠道中释放崩解而失效（如奥美拉唑肠溶片），还可能刺激胃黏膜（如阿司匹林肠溶片）发生胃肠道不良反

片剂　液体制剂　服药方法

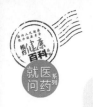

应或药物短时间内被大量释放吸收入血（如硝苯地平控释片、硝苯地平缓释片），造成药物毒性反应。

液体制剂　服药时不可用嘴直接接触瓶口服用，而应使用清洁药杯服用；量取药液时，视线与量杯刻度平齐；多倒出的药液不要再倒回原药瓶，应丢弃；药杯、量杯、滴管等用后及时清洁并晾干，并保持干燥清洁；应仔细阅读药品说明书，关注液体制剂中有关辅料可能对患者的影响，如糖浆剂中含有蔗糖和乙醇等辅料，糖尿病和酒精过敏的患者应谨慎使用；内服液体制剂与外用液体制剂应分开保存，避免误用。

健康加油站

某些药物有最佳服用时间，按照推荐时间服用有助于保证药物疗效。如糖皮质激素类药物（如醋酸地塞米松片）最好早上 8 点左右服用；左甲状腺素钠片应于早餐前半小时，空腹将一日剂量一次性用适量液体（如半杯水）送服；促胃动力药物（如盐酸伊托必利片）应在餐前 15~30 分钟内服用；阿卡波糖片应在用餐前即刻整片吞服或与前几口食物一起咀嚼服用。

（周鹏翔）

2. 为什么**胶囊**不能**掰开服用**

关键词

胶囊 食管 口感

胶囊制剂可以保护药物结构不被破坏、避免消化道黏膜刺激、控制给药剂量、遮蔽不良味道和药物的口舌苦感等，因此不宜打开胶囊服用，应整粒吞服。若必须打开胶囊服用，应查看药品说明书，并咨询医生或药师。

专家说

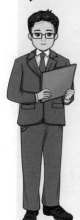

胶囊制剂作为药品的一种常用剂型，主要起到以下几种作用。

保护药品化学结构不被破坏 例如，治疗胃食管反流病的"××拉唑肠溶胶囊"，该类药品呈弱碱性，易在小肠中吸收，在胃液的酸性环境中药物结构会被破坏，从而影响吸收，因此做成肠溶胶囊，既保证了药物不被胃酸破坏，也有利于药物在小肠的吸收，从而发挥药效。

避免药物对消化道黏膜的刺激 如米诺环素对食管黏膜有刺激作用，若滞留于食管并崩解，可引起食管溃疡，故不宜拆开胶囊服用，且服用该药时须多饮水。

保证服药剂量 胶囊内的药物剂量可以非常精确，便于患者按照医嘱准确服用，如胶囊剂型的药物拆开

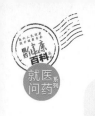

后服用，可能导致剂量不精确，进而影响用药效果。

减少口感不适的感觉　一些药物口味较苦或有特殊气味（如乙酰半胱氨酸），胶囊剂型可以掩盖这些药物的味道，起到减少药物苦感的作用，提高患者的依从性，尤其是对于一些味觉比较敏感、不愿意接受有苦感药物的人群。

装载缓释药物　一些胶囊把缓释药物包裹起来，达到缓慢释放药物、延长药效的目的。若打开胶囊直接服用或分剂量服用，都可能导致药物提前释放和吸收，影响疗效，甚至引发不良反应。

因此，患者在服用胶囊剂型的药品时，原则上应整粒吞服，不宜打开胶囊服用。若必须打开时，应查看药品说明书，也可以咨询医生或药师。

（周鹏翔）

3. 如何正确使用**鼻喷剂**

鼻喷剂是一类直接将药物喷入鼻腔而起到治疗作用的剂型。这类药品使用时要注意正确的使用方法，否则可能导致药物无法发挥良好的治疗效果。每次使用前应先摇匀。使用时患者呈站位或坐位，头保持直立或稍向前倾，手持药瓶，将喷嘴放入一侧鼻腔，喷嘴稍进入鼻腔即可，不宜过深，喷嘴方向对着同侧眼内角，避免将药物直接喷向鼻中隔，喷药的同时轻轻地用鼻吸气 2~3 次，另一侧鼻腔喷法同上。用毕后可用水冲洗喷头。

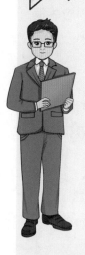

目前市面上常见的鼻喷剂有鼻用糖皮质激素，如布地奈德鼻喷剂、丙酸氟替卡松喷鼻剂、糠酸莫米松鼻喷剂等；鼻用抗组胺药，如盐酸氮卓斯汀鼻喷剂、盐酸左卡巴斯汀鼻喷雾剂等。

鼻用糖皮质激素可减轻鼻部炎症反应，减轻鼻黏膜水肿，抑制血管扩张，有效控制鼻塞、流涕、喷嚏等鼻部症状。鼻用糖皮质激素常见不良反应是局部不良反应，包括鼻腔烧灼感、干燥、刺痛、鼻出血、咽炎和咳嗽等，多为轻度。鼻中隔穿孔是鼻用糖皮质激素罕见但严重的并发症。鼻用糖皮质激素的全身不良反应较少见，《中国变应性鼻炎诊断和治疗指南（2022年修订版）》指出，鼻用激素治疗变应性鼻炎（疗程 1年）对儿童的生长发育总体上无显著影响。但也存在个别对糖皮质激素极度敏感的患者，因此应用鼻用激素长期治疗时，需要注意药品说明书的年龄限制和推荐剂量，定期监测儿童身高。

关键词

鼻喷剂　鼻炎

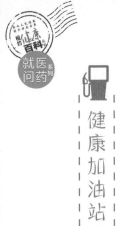

鼻喷剂使用注意事项

使用前擤出鼻涕或回吸后从口中吐出鼻涕，如果鼻腔内有干痂，可用温盐水清洗，这样有利于药物发挥疗效。

在第一次使用及间隔 7 天以上未使用时，应先振摇药瓶，向空气中喷压数次，获得药物分布均匀的喷雾后再使用。

请勿对着鼻中隔方向喷药，而应将喷头稍稍往外斜，对着同侧眼内角方向喷药，以免长期刺激鼻中隔而引起鼻出血。

如为治疗鼻部疾病的鼻喷剂，如布地奈德鼻喷剂，每次 1 喷指的是一次两边鼻腔各喷 1 剂药。如果为治疗全身性疾病的鼻喷剂，如鲑降钙素鼻喷剂，每次 1 喷指的是只需要一侧鼻腔喷药，另一侧不用喷药。

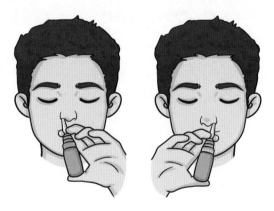

（刘茂柏　林　琦）

4. 如何正确使用**吸入剂**

　　吸入剂是一种主要用于治疗哮喘、慢性阻塞性肺疾病等呼吸道疾病的剂型，包括加压定量吸入剂、干粉吸入剂、软雾吸入剂及小容量雾化器等。吸入剂种类较多，且不同厂家的装置各有特点，操作方法有所差别，但是各个装置在如何使药物被有效吸入肺部这一过程是一致的，都需要经过呼气—吸气—屏气—呼出这一组动作。

专家说

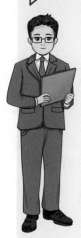

　　与口服和静脉给药等方式相比，吸入疗法的药物直接作用于肺部，具有起效迅速、疗效佳、安全性好等优势，具有全身用药不可替代的临床地位。《2024年GOLD 慢性阻塞性肺疾病诊断、治疗、管理及预防全球策略》《2024 GINA 全球哮喘处理和预防策略》和我国指南均一致推荐吸入疗法作为慢性阻塞性肺疾病和哮喘患者的一线基础治疗方法。为使药物充分进入主要作用部位——小气道，每次应吸入足够多的气体，所以吸气前先呼气，减少肺内残余气体，以及每次吸入时持续、深长的吸气以达到足够吸入容量。《稳定期慢性气道疾病吸入装置规范应用中国专家共识（2019版）》指出：吸入药物时不宜过急、过猛，如果吸气过急、过猛，将会导致含药气体在气道内形成湍流，这会导致药物多沉降于大气道而达不到小气道，从而降低吸入剂的治疗效果，所以在吸入时，吸气流速以30L/min 左右为宜。为了增加药物在小气道的沉降，

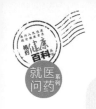

还可以增加吸入后的屏气时间。如使用的是糖皮质激素类吸入剂，如含布地奈德、氟替卡松等成分的药品，吸入后应用水反复漱口并吐出，漱口可以减少吸入用糖皮质激素可能造成的局部不良反应，如声音嘶哑、口腔霉菌感染等。无论是针对哮喘还是慢性阻塞性肺疾病，吸入药物都需要长期用药，不能症状好转就停药。

（刘茂柏　林　琦）

5. 如何正确使用**雾化剂**

雾化剂是专供雾化吸入治疗的一类药物制剂，可雾化的有药物溶液，也有药物混悬液。雾化吸入治疗时，通过雾化器使药物溶液或混悬液形成气溶胶，供患者吸入并沉积于呼吸道和肺部以达到治疗疾病的目的，同时亦具有一定湿化、稀释气道分泌物的作用。在雾化治疗时，正确使用雾化装置并选择所需药物的雾化剂型，才能达到治疗效果，不宜使用注射液、中药等进行雾化。

雾化吸入是治疗呼吸系统疾病的常用给药方法，适用人群广泛，包括婴幼儿及重症患者。雾化吸入不宜使用该药物的静脉制剂而应使用专门的雾化吸入制剂。《雾化吸入疗法在呼吸疾病中的应用专家共识

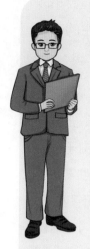

2016 年》指出，静脉制剂中含有如酚、亚硝酸盐等防腐剂，吸入后可诱发哮喘，因此不推荐雾化使用。非雾化制剂的药物无法达到雾化颗粒要求，无法通过呼吸道清除，可能在肺部沉积，从而增加肺部感染的发生率，不推荐雾化使用。中成药制剂无雾化剂型，目前尚无循证证据表明可以雾化应用，因此也不推荐雾化使用。

在进行雾化吸入治疗时，要掌握雾化剂的正确使用方法。具体如下：选择合适尺寸的雾化杯，连接好雾化装置的管道，加入雾化溶液。雾化杯尺寸一般有 5mL、10mL 和 15mL 三种，加入的药液量不宜超过雾化杯的容量。气雾喷出时，将口含嘴放入患者口中，紧闭双唇，用口进行深吸气、鼻呼气的方法进行雾化治疗。小儿或老年体虚的患者可配合面罩装置治疗。治疗前应清洁口腔，清除口腔分泌物及食物残渣，且不能涂抹油性面膏。治疗过程中避免药物进入眼睛。治疗结束后应漱口，以防药物在咽部沉积；使用面罩者还要洗脸，以免引起面部皮肤不适。

关键词

雾化剂　雾化

健康加油站

目前临床上常用的雾化器主要有喷射雾化器、超声雾化器及振动筛孔雾化器三种。

喷射雾化器　其产生的气溶胶颗粒的直径和释雾量取决于压缩气体的压力和流量，也取决于不同品牌、型号、雾化器的内部阻力等结构性参数。压缩气体的

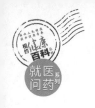

压力及流量均与释雾量成正比，与气溶胶颗粒大小成反比。气压越高、流量越大，喷射雾化器产生的气溶胶颗粒直径就越小，释雾量就越大。

超声雾化器 释出颗粒直径大小与超声频率呈负相关，频率越高，颗粒越小。释雾量与超声波振幅（功率）呈正相关，强度越大，释雾量越大。由于超声的剧烈振荡可使雾化容器内的液体加温，这对某些药物，如含蛋白质或肽类化合物的稳定性可能不利。不同液体的物理特性（如水溶性和脂溶性）不同，这些液体混合物（如糖皮质激素与水的混悬液）的雾化释出比例也不同，超声雾化时可能导致液体混合物逐步浓缩。

振动筛孔雾化器 产生的颗粒大小取决于筛孔的直径。该装置减少了超声振动液体产热的影响，对吸入药物的影响较小，是目前雾化效率最高的雾化器。与超声雾化器以及喷射雾化器不同，振动筛孔雾化器的储药罐可位于呼吸管路的上方，与之相对隔绝，因此降低了雾化装置被管路污染的可能性，并且可以在雾化过程中随时增加药物剂量。

（刘茂柏　林　琦）

6. 如何进行**鼻冲洗**

鼻冲洗又称鼻腔盐水冲洗，这是一种常用的鼻腔局部物理疗法，操作简单、安全，耐受性好，常用于治疗变应性鼻炎和鼻窦炎，几乎适用于所有人群，但婴幼儿及缺少生活自理能力的患者慎用。

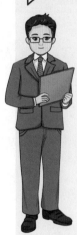

鼻冲洗是一种耐受性很好的辅助治疗手段，一般无明显禁忌证。《鼻腔盐水冲洗预防新型冠状病毒感染专家共识》指出，凝血功能障碍等易出血体质患者需要在专家指导下谨慎使用，一些上呼吸道严重感染及中耳急性感染的患者，进行鼻冲洗时有感染扩散的潜在可能，应慎用。

鼻冲洗的操作方法

1. 每次冲洗前须先将鼻腔冲洗器用清水冲洗干净。冲洗盐水的温度以略低于正常体温为宜，一般为32~34℃。

2. 冲洗侧鼻腔在上，取一侧头低位，两侧鼻腔交替进行；从鼻塞较重的一侧开始，以免引起鼻咽部液压增高，导致中耳炎。

3. 冲洗时将鼻冲洗专用喷头置于鼻孔处，利用装置压力，将冲洗液送入鼻孔，流经鼻前庭、鼻窦、鼻道，绕经鼻咽部，从一侧鼻孔排出，或从口部排出。

鼻冲洗 鼻腔盐水冲洗 变应性鼻炎 鼻窦炎

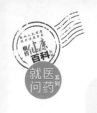

4. 冲洗过程中要观察冲洗液中有无血迹、痂皮及脓性分泌物等。冲洗时勿用鼻吸气、讲话，以免引起误吸、呛咳或中耳感染。冲洗过程中如出现咳嗽、呕吐、喷嚏等不适现象，应立即停止，稍待片刻后再冲洗。

5. 冲洗完毕，头向前倾，使鼻腔内残液排出，然后双侧分别轻轻擤鼻，以助排净。切勿用力擤鼻、挖鼻，以防鼻腔出血。

6. 鼻腔冲洗完毕后，用清水将冲洗器冲洗干净，悬挂风干备用。应避免冲洗液存留于冲洗器中，以免腐蚀冲洗器或下次冲洗引起继发感染。应每2~3周更换冲洗器，防止细菌、真菌滋生。

（刘茂柏　林　琦）

7. 如何正确使用
滴眼液 / 眼膏

　　滴眼液或眼膏是治疗眼科疾病的常用剂型，在使用时滴入或涂入结膜囊内以治疗疾病。滴眼液可于任何时间使用，眼膏一般于睡前使用。滴眼液 / 眼膏使用时应滴入 / 涂入结膜囊内，而不宜直接滴 / 涂布在眼球上，以免损伤角膜，或刺激眼部，增加泪液分泌，影响治疗效果。

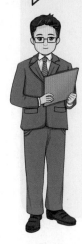

滴眼液 / 眼膏的种类繁多，有些含有抗菌药，有些含有抗过敏药，有些含有糖皮质激素，还有些含有散瞳或缩瞳药等，不同药物用于不同疾病。如有眼部不适，应就诊后遵医嘱用药，不宜自行选购用药。尤其是含有糖皮质激素的滴眼液 / 眼膏，如长期使用，可能有诱发真菌或病毒感染、延缓创伤愈合、升高眼压、导致晶状体混浊等风险，因此建议在医生的指导下以适宜的剂量及疗程使用，并在使用期间定期测量眼压。

健康加油站

如何使用多种滴眼液 / 眼膏

当同时使用两种不同的滴眼液时，如果用完一种后立即使用第二种，会发生药物被稀释或药物溢出结膜囊的情况。因此当需要同时使用两种滴眼液时，应当在用完一种至少 5 分钟后再用第二种。如果需要同时使用滴眼液和眼膏，应白天使用滴眼液，睡前使用眼膏，使用后闭眼睡觉，可增加眼膏的效果。

如何减少滴眼液的全身不良反应

滴入结膜囊的药物可以通过结膜血管吸收，结膜囊中多余的药物从鼻泪管流入鼻腔，由鼻黏膜吸收而进入全身循环。当使用滴眼液时，用手指轻压内眦部的泪囊区，可以明显减少药物经鼻泪管流入鼻腔的量，

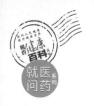

从而减少药物引起的全身不良反应。

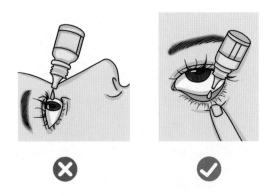

滴眼液 / 眼膏开封后可以用多久

　　滴眼液 / 眼膏是无菌的，在首次开封后使用时间不应超过 4 周，除非另有说明。医院病房中使用的眼用药物一般在开封后 1 周即弃。还应注意，滴眼液应专人专用，家庭成员间不应混用，避免造成交叉感染。

（刘茂柏　林　琦）

8. "抽血化验" 前
要求空腹，是否可以**吃药**

　　多数患者在"抽血化验"前，医生都会嘱咐要空腹采血，这是为了减少食物对检查结果的影响。抽血前能不能服用药物，要看所服药物对检查结果是否会造成影响。

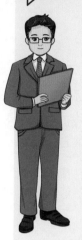

一般情况下，大多数药物不用在"抽血化验"前停用，尤其对于一些慢性病患者，如高血压患者，如果采血前停药，可能导致血压控制不佳，给患者带来危险。

但有些情况下，采血前服用药物会影响检查结果，需要采血后服药。如降糖药，如空腹采血前使用降糖药，一方面因降糖药会降低血糖水平，可能导致空腹血糖低于实际值，另一方面患者此时未进餐而使用降糖药，尤其是磺酰脲类口服降糖药（如格列齐特、格列吡嗪、格列本脲）和格列奈类口服降糖药（如瑞格列奈、那格列奈）以及胰岛素，会增加发生低血糖的风险，因此空腹抽血前不宜使用降糖药，应于采血后、进餐前使用。还有部分要求测量血中药物的最低浓度，即"谷浓度"的抽血化验，应在给药前采血，因此采血前不能用药。

如果服用的药物会影响检查结果，在抽血前需要停药一段时间，如服用非那雄胺可能影响血清前列腺特异性抗原水平，服用甲泼尼龙可能影响地塞米松抑制试验，此时应该于检查前停药。但是这种情况比较复杂，建议在"抽血化验"前询问医生或药师是否需要停药以及停药的时间。

（刘茂柏　林　琦）

关键词

抽血化验　空腹

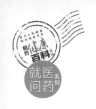

9. 为什么**服药**时
医生建议**戒烟戒酒**

吸烟、饮酒是很多疾病的危险因素，吸烟会增加冠心病、肺部疾病的发病风险，饮酒会增加肝脏疾病的发病风险。在治疗疾病时不控制烟酒的摄入，会使药物治疗效果下降。此外，烟酒还会与很多药物发生相互作用，增加药品不良反应的发生概率。所以，在服药过程中，医生会建议患者戒烟戒酒。

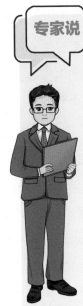

专家说

吸烟可能增加药物的不良反应，也可能降低药物的治疗效果。如吸烟会增加口服避孕药的血栓风险，有研究指出，使用口服避孕药且正在吸烟的女性发生静脉血栓的风险是未使用口服避孕药且非吸烟女性的8.8倍；香烟中含有烟碱，可加速肝脏降解某些药物的速度，使血液中药物浓度降低。

酒精可以和很多药物发生相互作用，如酒精和头孢类抗菌药、甲硝唑等药物合用时，会阻断酒精代谢，发生双硫仑样反应，患者会出现严重不良反应，甚至死亡；酒精会增加非甾体抗炎药（如布洛芬、吲哚美辛）的胃肠道出血风险，所以在服用该类药物时不宜饮酒；服用降糖药期间如果大量饮酒，尤其是空腹饮酒，会增加低血糖的风险；酒精可能影响抗凝药的作用，增加出血风险；酒精还会增强催眠药的作用，出现嗜睡、反应下降，严重的甚至会导致死亡。所以，除一部分需要以酒送服的中药外，服用大多数药物时均建议戒烟戒酒。

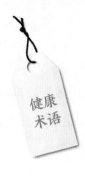

双硫仑样反应 双硫仑，作为一种戒酒药，可阻止酒精在体内代谢，即使少量饮酒也会出现严重不适，使好酒者对酒产生厌恶感而达到戒酒的目的。目前临床上一些药物的化学结构与双硫仑的结构相似，若在用药期间饮酒或接触酒精，酒精的代谢也会被抑制，就会出现如面部潮红、出汗、心悸，甚至呼吸困难、血压下降、过敏性休克等症状，称为"双硫仑样反应"。

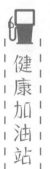

如何避免双硫仑样反应

在服药前应仔细阅读药品说明书中的注意事项，或咨询医生、药师，了解所用药物是否会引起双硫仑样反应。使用会引起双硫仑样反应的药物时，应在服药前至少 3 天禁酒，服药后 7 天内禁止饮酒和食用含酒精的药物、食物等。

（刘茂柏 林 琦）

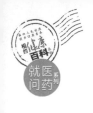

10. 为什么不能用**茶水**或 **饮料**送服**药物**

茶水和饮料成分复杂，有些会和药物发生反应，影响药物的吸收，有些会影响药物的代谢，导致血液中药物浓度发生变化，影响治疗效果或增加不良反应发生概率。含糖的饮料还可能导致某些疾病，如糖尿病的发生或进展，所以服药时不宜用茶水或饮料送服，应选择温开水送服。

专家说

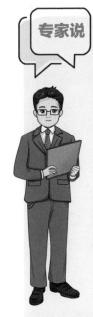

茶　其中含有 400 余种化学物质，包括多种氨基酸、维生素、糖类、鞣酸及咖啡因、茶碱等生物碱类。茶中的鞣酸可以与一些含金属离子的药物发生相互作用，如铁剂、钙剂及部分中药，茶与这些药物合用时，可产生沉淀，不仅降低疗效，还会引起胃部不适；鞣酸还可以和各种酶制剂，如胃蛋白酶等结合，使药物失去疗效；咖啡因具有兴奋作用，如果与镇静、催眠药合用，作用会抵消。所以服药时不宜以茶水、咖啡送服。

果汁　有些果汁，如西柚汁，可以抑制体内药物代谢酶的活性，使得药物在血液中的浓度升高，不良反应增强，如可增加环孢素 A、他克莫司、华法林、辛伐他汀、非洛地平、伊伐布雷定、地西泮的血药浓度，增加上述药物不良反应的发生风险。有些果汁中含有维生素 C，维生素 C 具有酸性和还原剂的作用，与碱性药物合用时会降低药效，如可使红霉素的作用明显降低。果汁、饮料中糖含量高时，会使糖尿病患者的血糖控制不佳、痛风患者的尿酸水平增加，所以服药时不宜以果汁送服。

牛奶　其中的蛋白质和钙、磷、铁等物质，可与部分药物发生相互作用，降低药物的疗效，或增强药物的不良反应。如牛奶容易和中药中的有机物质发生相互作用，生成难溶性化合物，从而降低治疗效果；因牛奶中含有钙，和补钙制剂同服时，因胃肠道一次吸收钙的量有限，会影响药物吸收；牛奶中的钙能增强洋地黄、地高辛等强心剂的毒性，增加心律失常的发生率，所以服药时不宜以牛奶送服。

（刘茂柏　林　琦）

11. 为什么别人用得"好"的药，医生却不给我用

在治疗疾病时，医生需要根据患者的具体病情和个人身体情况等进行综合判断，给予相应的药物，有些别人用得"好"的药，对您来说并不一定合适，所以不能听信别人的介绍而盲目相信所谓的"好药""神药"，而应遵从医嘱用药。

专家说

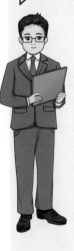

关键词

药物　治疗　个体化药物治疗

同样的症状可能由不同疾病引发，这就需要用不同的药来治疗，如细菌感染所致的腹泻需要使用抗菌药，但因为长期使用抗菌药而菌群失调所致的腹泻则需要停用抗菌药。在疾病进展的不同时段，所用的药也会有所差别，不可一概而论，如病程较短的糖尿病患者，胰岛还有一定功能，此时使用促胰岛素分泌的药物便可很好地控制血糖，但是病程很长、胰岛功能很差的糖尿病患者，应用促胰岛素分泌的药物，效果较差。疾病分型不同，所用的药物也不同，如癫痫可细分为很多类型，每类所用的药物有所不同，如果用错，不但疾病得不到控制，甚至可能加重病情。

从个体来说，每个人都是独特的，对药物的反应也不尽相同。有些人对青霉素过敏，有些人却不会；有些人体内天生缺乏某类物质，使用某些药物会产生严重不良反应；有些人携带对药物敏感的基因，有些人却没有。不仅是个体的差异，同一个体在不同时间段、不同的身体状态下，对药物的反应也不尽相同，所以不能用别人的经验或用自己以往的经验来"照搬"用药。

（刘茂柏　林　琦）

二

中药的
正确使用方法

12. **中药**和**西药**
是否可以一起服用

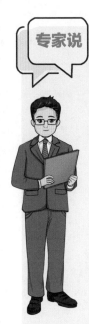

中药 西药 联合用药

　　中药包括中药材、中药饮片和中成药。目前大众越来越认可中西医结合治疗的模式，患者往往希望通过中药和西药联合使用来获得全方位治疗效果，但是服药时应注意，不可用中药汤剂送服西药或者两者同时服用，服药时间应间隔 1 小时以上。

专家说

　　中药主要来源于天然植物、动物和矿物，其药效成分复杂，治疗作用多依赖于多种成分的协同作用和整体调节；西药通常由单一成分组成，少部分有复方成分，具有明确的化学成分和作用机制；同时使用中药和西药，为的是取长补短，增强疗效，但是服用方法一定要讲究。

　　一般来说，大多数中药和西药可以同期服用，但不建议同时服用，尤其不可贪图方便省事，用中药汤剂送服西药。常用的中药和西药均有上千种，目前尚缺乏中药与西药同时服用的经验和证据，如果中药和西药同时服用，可能出现药物相互作用，进而导致药物效果减弱或不良反应增加，甚至可能引发严重不良反应。故建议服用中药和西药时，服药时间应间隔 1 小时以上。

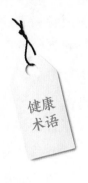

中药和西药联用的注意事项

避免重复用药　部分中成药含西药成分，同时使用可能造成西药成分过量而导致不良反应的发生；如发热时服用连花清瘟颗粒、金花清感颗粒、宣肺败毒颗粒等药品，因其本身已有退热功效，则不需要额外服用布洛芬或对乙酰氨基酚。

避免降低药效或增加不良反应　某些含碱性成分的中药/中成药可能升高胃内 pH，导致弱酸性西药（如阿司匹林、头孢菌素）疗效降低；人参因干扰肝药酶，同服华法林可能降低华法林的抗凝作用；甘草具有糖皮质激素样作用，与降糖药联用可能抵消部分降糖疗效；牛黄解毒片的主要成分——石膏，易与四环素结合，形成难以吸收的络合物而降低疗效。

健康术语

中药　以中国传统医药理论指导采集、炮制、制剂，说明作用机制，指导临床应用的药物。

西药　正规名称为化学药品，指现代医学用的药物，一般用化学合成方法制成或从天然产物提制而成，使用现代医学理论体系指导使用。

（文爱东　刘美佑）

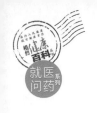

13. **中药**是否比**西药**更安全

俗话说"是药三分毒"，中药和西药并没有哪一个更安全的说法，不管是中药还是西药，只有在科学应用的前提下，才能保证用药的安全性。

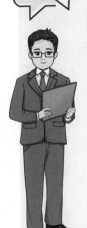

专家说

中药历来被贴有"效果好、不良反应小"的标签，具有"多成分、多靶点"的优势。长期以来，人们普遍关注中药的有效性，而忽视了客观存在的中药毒性。随着中药在国内外应用愈发广泛，中药的安全性问题逐渐引起大家的关注。

影响中药安全性的因素主要包括毒性成分、辨证论治、剂量控制、联合用药等。①中药成分复杂，不同生理、病理状态下，毒性反应存在差异，药效与毒性物质基础也不同，甚至发生药效和不良反应的成分会发生转化。②未经专业的中医辨证指导是导致不合理用药的主要原因之一。③长期使用或过量使用中药，亦会增加不良反应的发生。④应注意联合用药可能引起的不良反应，如同时服用功效相似的中药和西药，会因重复用药而增加不良反应；只根据病情选择联用药物而不了解处方组成，易导致有毒成分蓄积而发生不良反应；存在相互作用的组成成分联用时易发生不良反应，如含"十八反""十九畏"等配伍禁忌的中药。因此，中药和西药没有哪一类更安全，无论哪一类药，只有在科学应用的前提下才是安全的。

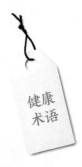

如何正确使用中药

辨证用药　中医根据患者的具体病情，结合望、闻、问、切"四诊"所得信息，进行综合分析，从而制订个性化的治疗方案。

合适的用法用量　注意服药时间、温度、剂量等。

中病即止　治疗疾病时，适时掌握治疗尺度，不可过量使用药物治疗疾病，以达到恢复人体机能平衡的治疗原则。切忌滥用药物。

联合用药应谨慎　注意"十八反""十九畏"等配伍禁忌以及中药和西药联合使用。

注意饮食　清淡饮食，忌生冷、辛辣、油腻、刺激性食物。

正确的煎煮方法　建议首选砂锅，不能使用铁锅、铝锅，因金属元素易与中药成分发生化学反应，降低疗效，甚至产生不良反应。

中药毒性　指中药对机体产生的严重不良影响及损害，用以反映药物的安全性。

（文爱东　刘美佑）

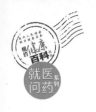

14. **中药**使用过程中是否需要**定期检查**

每个人的体质、病情不同，服用中药后可能出现不同的疗效与不良反应。有些人可能对中药过敏或存在其他不良反应。因此，长期服用中药的患者应定期检查和监测身体状况，以确保中药对身体的安全性和适应性。慢性病患者若长期服用中药，最好在服用 15 天后做一次肝功能检查。老人、儿童、体弱者、孕妇及哺乳期女性、肝肾功能障碍者服用中药需要定期监测肝、肾功能。

专家说

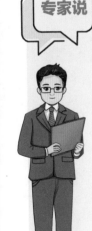

古人云"是药三分毒"，提醒我们中药虽好，也应合理使用。近年来，因中药不良反应引起的肝肾损伤及其他系统的损伤屡有报道。对于会造成肝肾损害、有神经毒性的药物应避免长期使用，以免毒性蓄积。

易引发肝毒性的中药有千里光、菊三七、三七、黄药子、苍耳子、蓖麻子、川楝子、五倍子、蜈蚣、鱼胆、蟾蜍、斑蝥、雄黄、砒石、代赭石、铅丹等。

易引发肾毒性的中药有雷公藤、草乌、关木通、使君子、苍耳子、苦楝皮、天花粉、牵牛子、土贝母、马兜铃、土荆芥、巴豆、泽泻、广防己、甘遂、千里光等。

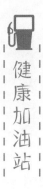

中药也有"不良反应"，使用莫随意

老人、儿童、体弱者、孕妇及哺乳期女性、肝肾功能障碍者服用中药，应格外谨慎。因为老年人的肝脏代谢功能下降，儿童的肝脏尚未发育完善，孕妇及哺乳期女性生理条件特殊，而糖尿病、慢性肝炎等患者因为疾病原因造成肝功能受损，长期服用一种或多种药物更容易受到药物性肝损伤的影响。因此，上述人群应尽量少用或不用具有肝肾毒性的中药。若需要长期服用，应定期监测肝、肾功能，并在医生的指导下正确服药。

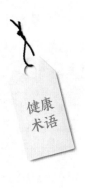

中药药源性疾病 指中药在用于预防、治疗疾病过程中，因中药本身的作用、中药相互作用以及中药的使用导致的机体组织或器官发生功能失调或组织损害而出现的疾病，既包括中药正常用法用量情况下所发生的药物不良反应，也包括超量、误服、错用及不正常使用所引起的疾病。

（文爱东　张娟利）

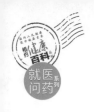

15. 中药经常提到的 "君臣佐使" 是什么

关键词

中药方剂 君臣佐使

"君臣佐使"是中药方剂配伍的基本原则，是以中国古代政治制度中的君主、臣僚、僚佐和使者间的关系来类比方剂中的药物关系。"君"是主药，主要针对病因或主症；"臣"是辅助和加强主药发挥作用的药物；"佐"是治疗兼症或消除主药不良反应的药物；"使"是直达病所或起调和诸药作用的药物。

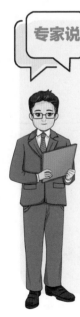

专家说

古人认为用药如用人，治病如救国。中医遣方用药离不开君臣佐使。关于君臣佐使，最早记载于《黄帝内经》："主药之谓君，佐君之谓臣，应臣之谓使。"元代李杲在《脾胃论》中再次申明："君药分量最多，臣药次之，使药又次之。不可令臣过于君，君臣有序，相与宣摄，则可以御邪除病矣。"中药方剂中的君、臣、佐、使，就像古代的朝廷分工，从药物功效，到药味、药量的搭配，都应做到主次分明，全面兼顾，扬长避短，提高疗效。

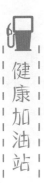
中医治疗讲究辨证分型，不仅要考虑病症，还要根据个人体质和病情变化随时调整药方，症状相同不代表体质、病因就完全相同，药方自然也不可通用。因此，中医讲究一人一方，不能盲目照搬别人的药方，切记要在专业的中医科医生的指导下用药。

（文爱东　张娟利）

16. **药食同源**的
中药材有哪些

所谓"药食同源"，是指食物即药物，两者之间并无绝对的分界，食物和药物一样能够防治疾病。近年来，我国陆续公布的按照传统理念既属于食品又属于中药材的物质（简称"食药物质"）有 100 多种，如山药、大枣、枸杞。

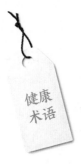
健康术语

食药物质　按照传统理念既属于食品又属于中药材的物质，指传统上可作为食品，且列入《中华人民共和国药典》的物质。

专家说

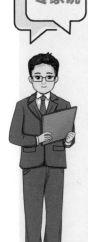

中医药学中自古就有"药食同源"的理论与应用。《黄帝内经·素问》中记载"自古圣人之作汤液醪醴者，以为备耳，夫上古作汤液，故为而弗服也。中古之世，道德稍衰，邪气时至，服之万全"，即五谷制成的汤液和酒，既可食用或饮用，也可治疗疾病。

药食同源的中药材有丁香、小茴香、山药、山楂、马齿苋、甘草、白果、桂圆、决明子、百合、杏仁、沙棘、牡蛎、花椒、赤小豆、阿胶、大枣、金银花、鱼腥草、生姜、枸杞、胖大海、茯苓、桃仁、桑叶、桑椹、荷叶、莲子、菊花、葛根、黑芝麻、黑胡椒、槐米、槐花、蒲公英、蜂蜜、酸枣仁、橘皮、薄荷、薏苡仁、覆盆子、藿香、党参、西洋参、黄芪等。

注意：建议按照传统方式适量食用，孕妇、哺乳期女性及婴幼儿等特殊人群不推荐食用食药物质。

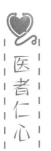

医者仁心

屠呦呦与青蒿素：
拯救百万生命的科学突破

2015年中国药学家屠呦呦被授予诺贝尔生理学或医学奖，以表彰她在发现抗疟新药青蒿素方面作出的杰出贡献。她发现的青蒿素，为人类抗疟药开拓了新方向，以青蒿素为基础的联合疗法（ACTs）在全球得到广泛应用，挽救了数百万人的生命。

屠呦呦1930年12月30日出生于浙江宁波的书香门第，她的名字源于《诗经》"呦呦鹿鸣，食野之蒿"。传统文化潜移默化地影响了她对中草药研究的兴趣。1955年，屠呦呦毕业于北京医学院（今北京大学医学部），毕业后分配到中国中医研究院（今中国中医科学院）工作。

20世纪60年代，由蚊子传播的寄生虫疾病——疟疾，在全球范围内肆虐，导致高热、寒战和其他严重症状，尤其在热带和亚热带地区，对人类健康构成了巨大威胁，并成为严重的全球公共卫生问题。为应对这一挑战，1967年我国启动了"523"项目，专门研究治疗疟疾的新方法。1969年，屠呦呦受命参与"523"抗疟药研究项目，并任中药抗疟科研组组长，开始抗疟药研制，从此与中药抗疟结下了不解之缘。她和团队从系统收集整理历代医籍、本草、民间方药入手，在收集2 000余个方药的基础上，编写了以640种药物为主的《抗疟单验方集》，对其中的200多种中药展开实验研究。经过深入研究，终于从一种植物——青蒿中提取出了有效的抗疟成分，并通过改用低沸点溶剂的提取方法，富集了青蒿的抗疟组分，屠呦呦团队最终于1972年发现了青蒿素。

青蒿素的发现并非一帆风顺。屠呦呦和团队经历了无数次失败和挫折，但他们坚持不懈，最终取得了成功。这种药物可以迅速杀灭疟原虫，缓解患者的症状，而且与其他抗疟药相比，它不易产生耐药性。青蒿素的问世，彻底改变了疟疾的治疗局面，为数百万

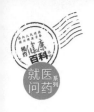

患者带来了新的希望和生机。为了证明青蒿素的安全性和有效性，屠呦呦以身试药，亲自进行了药物测试，表现出科学家勇于探索和无私奉献的精神。

青蒿素的发现是中国学者对医学界的一次巨大贡献。它不仅挽救了数百万患者的生命，更为医学领域开辟了一条新的研究方向。青蒿素的成功应用，极大地提升了全球疟疾患者的治愈率，降低了疟疾的死亡率，为全球卫生事业作出了巨大贡献。

青蒿素的成功不仅展现了传统医学和现代科学相结合的巨大潜力，也激励着科学家继续探索天然药物的宝库，寻找治疗各种疾病的新方法。

（赵志刚　文爱东　樊婷婷）

17. 服用**中药汤剂**时 需要注意什么

中药汤剂是我国应用最早、最常见的一种传统中药剂型，目前在中医临床仍被广泛使用。中药汤剂在服用时是有讲究的，需要注意服药时间、温度和剂量。正确服用中药汤剂可以发挥其最佳疗效，加速病情好转，而错误的服用方法可能影响药效，甚至危害身体健康。

专家说

《医学源流论》中记载"病之愈不愈，不但方必中病，方虽中病，而服之不得其法，则非特无功，而反有害，此不可不知也。"由此可见，想要"药到病除"，除了医生的辨证论治、药师的严谨调剂、精心的煎煮以外，正确的服用方法也很重要。

服药时间 病位在下的疾病，如肝肾虚损或腰部以下的疾病、肠道疾病等，宜饭前 30~60 分钟服用；病位在上的疾病，如心肺胸膈、胃脘以上的疾病，对胃肠道有刺激作用的药物，宜饭后 30 分钟服用；滋补类中药宜空腹服用；安神药宜睡前服用。

服药温度 分为温服、热服和冷服。一般中药汤剂应温服，如平和补益类及对胃肠道有刺激作用的药物；热服适用于寒证，如温里药应趁热服用，以达到发汗的目的；冷服适用于热证，常见于清热、解毒药、消暑药的使用。

服药剂量 包括分服、顿服和频服。分服以每次 150mL 为宜，一般疾病每日分早晚 2 次服用；顿服应一次服完，使药物在不伤人体正气的情况下集中药力，充分发挥药效，如通便、化瘀血等；咽喉病、呕吐病，宜分多次少量服用，缓缓饮用，使汤药充分接触患部，使其见效快。

关键词

中药汤剂 服用方法 注意事项

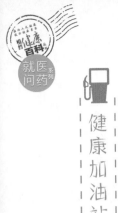

服用中药需要忌口吗

俗话说"吃药不忌口，枉费医生手，吃药不忌嘴，跑断医生腿。"服用中药期间，一般应清淡饮食，忌生冷、辛辣、油腻、刺激性食物，忌喝浓茶，忌饮料送服；服用人参或其他滋补类中药时，忌吃萝卜；过敏症、哮喘、皮肤病患者服药期间，忌吃鱼、虾、蟹、牛羊肉、大蒜等。

（文爱东　樊婷婷）

18. 如何**储存中药**

中药品种多、性质各异，储存不当容易变质，影响中药的质量和用药安全。日常生活中，应根据中药特性采取避光、遮光、通风、防潮和防虫等措施储存。

《中华人民共和国药典》对不同的中药饮片和中成药的储存方法作出了详细规定，可以参照这些方法对中药进行分类储存。

常用中药饮片的储存方法

类型	常用中药饮片	储存方法
淀粉较多的药材	泽泻、山药、葛根等	通风、干燥处，防虫蛀
挥发油较多的药材	薄荷、当归、川芎、荆芥等	阴凉、干燥
糖分及黏液质较多的药材	肉苁蓉、熟地黄、天冬、党参等	通风、干燥
种子类药材	紫苏子、莱菔子、薏苡仁、扁豆等	密闭
动物类药材	鳖甲、蜈蚣、地龙等	密封
酒炮制/醋制药材	当归、常山、大黄等	密闭、阴凉处
盐炙药材	泽泻、知母、车前子、巴戟天等	密闭、通风、干燥处

中成药的储存方法

中成药剂型	储存方法
丸剂	密封、干燥
散剂	密封、干燥
片剂	密封、通风、干燥
煎膏剂	密封、阴凉
膏药	密闭、阴凉
软膏剂	密闭、阴凉、干燥、遮光
颗粒剂	密封、干燥
胶囊剂	贮存温度不超过30℃、干燥
糖浆剂	密封、阴凉
栓剂	30℃以下密闭、干燥

关键词

中药饮片 中成药 储存方法

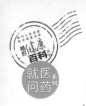

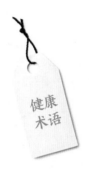

中药常见变异现象有虫蛀、霉变、泛油、变色、气味散失、风化和潮解等，主要影响因素分为环境因素（空气、温度、湿度、日光、霉菌和虫害等）和自身因素（水分、淀粉、黏液质、油脂和挥发油等）。中药变质后，有些药效成分发生改变，导致疗效降低，容易发生不良反应，建议不要服用变质后的中药。

阴凉处　系指不超过 20℃的环境。

凉暗处　系指避光并不超过 20℃的环境。

冷处　系指 2~10℃的环境。

密闭　系指将容器密闭，防止尘土及异物进入。

密封　系指将容器密封，防止风化、吸潮、挥发或异物进入。

（文爱东　丁莉坤）

19. 如何**煎煮**中药汤剂

中药汤剂是中医应用最广泛的一种剂型，制备简单易行，药效发挥迅速。中药汤剂的治疗效果易受煎煮方法的影响，需要根据药物性质和用途选择合适的煎煮方法。

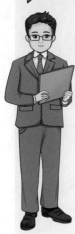

中药汤剂的煎煮方法如下。

浸泡药材　煎药前最好将药材浸泡 30 分钟，加水漫过药材表面 2~3cm，应用冷水浸泡。

煎煮器具　煎药首选砂锅，也可选用搪瓷锅、不锈钢锅或玻璃器皿，但是不能使用铁锅、铝锅。

煎煮时加水量　第一次以超过药材表面 3~5cm 为宜，第二次以不超过药材表面 3cm 为宜，每剂的总煎药量为成人 400~600mL，儿童 100~300mL。

煎煮火候和时间　煮沸前用大火，煮沸后改用小火，保持微沸状态。煎煮时间一般为第一次煎沸后 20~25 分钟，第二次煎沸后 15~20 分钟；解表药第一次煎沸后 10~15 分钟，第二次煎沸后 5~10 分钟；滋补药第一次煎沸后 30~40 分钟，第二次煎沸后 25~30 分钟。

有些中药应采取特殊方法煎煮。制川乌、制草乌和制附子等含有毒性成分的药物需要先煎 1~2 小时；寒水石、石膏、磁石和赤石脂等矿石类药物需要先煎 1 小时；薄荷、木香、砂仁和藿香等含较多挥发油的药物应在其他药物煎好前 5~10 分钟入煎；松花粉、蒲黄等花粉类药物和葶苈子、菟丝子等细小果实类药物需要采用包煎的方法煎煮；阿胶等胶类药物需要单独烊化后再加入药液中服用。

关键词

中药汤剂　煎煮

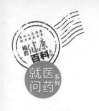

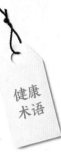

健康
术语

烊化 置于已煎好的药液中加热溶化后一起服用；或者置于容器内，加适量水，加热溶化或隔水炖化后，再兑入群药煎液中混匀分服。

（文爱东　丁莉坤）

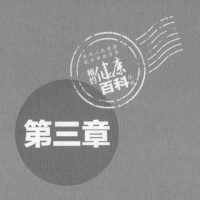

第三章

不同疾病合理用药

一

呼吸系统
用药知识

1. **哮喘**患者症状缓解后可以停药吗

关键词

哮喘 炎症

哮喘是一种常见的慢性呼吸系统疾病，临床症状有气急、喘息、持续性咳嗽以及胸闷等，常在凌晨或夜间发作。通常与气道高反应和气道炎症有关。

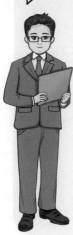

专家说

有些患者认为用药后没有喘憋症状就可以停药，这种做法不可取，擅自停药是非常危险的，可能会使症状加重，甚至危及生命。哮喘的发病与气道炎症反应密切相关，药物治疗的目的是把炎症控制在最低水平。

哮喘是否得到控制，可用以下哮喘控制测试表（12岁及以上适用），结合自身症状进行测试。在下列选项中选择符合自己的答案，最后把每个答案所代表的分值加起来计算总分。

健康加油站

哮喘控制测试表

症状	情况	评分
过去4周内,在工作、学习或家中,哮喘有多少时候妨碍您进行日常活动	所有时间	1分
	大多数时候	2分
	有些时候	3分
	很少时候	4分
	没有	5分
在过去4周内,您有多少次呼吸困难	每天不止1次	1分
	每天1次	2分
	每周3~6次	3分
	每周1~2次	4分
	完全没有	5分
在过去4周内,因为哮喘症状(喘息、咳嗽、呼吸困难、胸闷或疼痛),您有多少次在夜间醒来或早上比平时早醒	每周4次或更多	1分
	每周2~3次	2分
	每周1次	3分
	每周1~2次	4分
	没有	5分
在过去4周内,您有多少次使用急救药物治疗(如沙丁胺醇)	每天3次以上	1分
	每天1~2次	2分
	每周2~3次	3分
	每周1次或更少	4分
	没有	5分
您如何评估过去4周内您的哮喘控制情况	没有控制	1分
	控制得很差	2分
	有所控制	3分
	控制得很好	4分
	完全控制	5分

得分及说明

得分 25 分：祝贺您！在过去 4 周内，您的哮喘已得到完全控制。您没有哮喘症状，您的生活也不受哮喘的限制。如果有变化，请联系您的医生。

得分 20~24 分：接近目标。在过去 4 周内，您的哮喘已得到良好控制，但还没有完全控制。您的医生也许可以帮助您得到完全控制。

得分低于 20 分：未达到目标。在过去 4 周内，您的哮喘可能没有得到控制。您的医生可以帮您制订一份哮喘管理计划，帮助您改善哮喘控制情况。

（周素琴）

2. 如何使用**哮喘急救药**

因感染、接触过敏原、不规范用药等原因，会出现哮喘急性发作症状，表现为呼吸频率加快、咳嗽、胸闷气短等症状逐渐加重并持续存在，出现这种情况时需要急救。

专家说

除规避引起哮喘发作的因素外，应尽早使用急救药来迅速缓解症状，下面介绍 2 种常用的哮喘急救药。

布地奈德 - 福莫特罗吸入粉雾剂

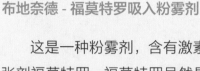

这是一种粉雾剂，含有激素布地奈德和支气管扩张剂福莫特罗。福莫特罗虽然是一种长效支气管扩张剂，但它能够快速起效，起效后又能持续发挥作用，布地奈德可降低气道炎症反应，这两种成分联合使用可将重度急性发作和急诊科就诊或住院的风险降低 65%。

用法用量：急性发作时，可吸入 1 吸，如有必要可在数分钟后再吸 1 吸。24 小时内成人和青少年推荐的最大剂量不超过 12 吸，儿童不超过 8 吸。

吸药方法的准确性非常重要，具体使用流程如下所示。

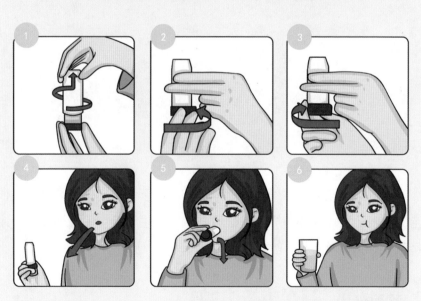

吸药步骤中，有 4 点要牢记：①旋转旋钮时，听到"哒"的声音，说明药上好了；②吸药前先做吸气吐气准备（也可以直接吐气），吐气后马上用力吸药；③吸药结束后需要屏住呼吸

（憋气）5~10 秒；④吸药后漱口 2~3 次，漱口水吐掉，然后盖上药物的外盖。

硫酸沙丁胺醇吸入气雾剂

这是一种气雾剂（药罐内是液体，是通过罐内抛射剂将液体以气雾状喷出给药），也是目前常用的哮喘急救药，其舒张支气管的作用明确，能迅速解除支气管痉挛，从而缓解气急、喘息、胸闷、咳嗽等症状，通常在使用后 5 分钟内快速起效，药效持续 4~6 个小时。

因为是载药装置（定量压力气雾剂），准确使用特别关键，具体使用方法及流程如下。

打开盖子并摇匀

尽量呼气/吐气，排空肺内气体

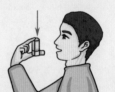

将喷嘴放入口中并用嘴唇包裹严密

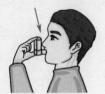

用力按下药罐，同时深而有力吸气

吸气结束后拿走药罐并屏气5~10秒

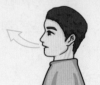

呼气并正常呼吸

吸药过程中的关键点

整个过程需要连贯完成：呼气结束后马上含住吸嘴—用力吸气的同时喷药—持续用力吸药—吸药后憋气 5~10 秒—呼气。

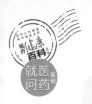

一般来说发生急性加重时，成人以1揿（按压1次剂量）作为最小起始剂量吸药，在吸完一次药物后判断气短是否缓解，必要时可于20分钟后重复吸入1~2次。最大剂量可每日给药4次，每次2揿。儿童使用方法与成人一样。注意24小时内用药不得超过8次，用药后症状缓解不明显应及时到医院就诊。

（周素琴）

3. 为什么咳嗽了不能随意使用**镇咳药**

咳嗽是呼吸道常见症状之一，引起咳嗽的原因有很多，如感冒、急性支气管炎、肺部感染、哮喘。其他疾病也会引起咳嗽，如胃食管反流；还有一些药物的不良反应会引起咳嗽，如常用的降压药，如卡托普利、依那普利、福辛普利，会引起刺激性干咳，但一般停药后咳嗽会自行消失。

专家说

咳嗽是人体清除呼吸道分泌物和有害因子的保护性反射，一般情况下会鼓励患者通过咳嗽尽量清除痰液（黏液分泌物、小颗粒异物和病原微生物），以减轻对肺组织的损伤。

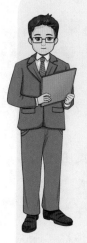

出现咳嗽症状时要不要使用镇咳药呢？需要分析具体病因后再考虑采取相应的治疗措施。如果仅是干咳、刺激性咳嗽，在查找病因的同时，可以选择镇咳药来减轻症状。其他原因（肺部感染、心血管疾病、呼吸系统慢性病等）引起的咳嗽，如果严重影响日常生活（如睡眠、饮食差、尿失禁、胸痛、肋骨痛），需要在治疗原发病的基础上适当给予镇咳药以减轻症状，但一般情况下不需要镇咳药治疗。

需要注意的是，很多感冒药是复方制剂，其中一部分感冒药中含有镇咳成分，所以在选择这类药物时要认真阅读说明书中的成分表。很多人在家中备有至少 2 种及以上含复方制剂的感冒药，一般情况下建议尽量选择一种药物缓解症状即可，如需要服用 2 种及以上感冒药时，一定要注意感冒药中的镇咳成分和剂量，以免因剂量过大造成咳痰不力导致肺部感染加重或发生药物不良反应。

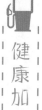

健康加油站

根据发病时间，咳嗽可以分为三种类型，即急性咳嗽（病程小于 3 周）、亚急性咳嗽（病程 3~8 周）和慢性咳嗽（病程大于 8 周）。根据痰液的量，还可以将咳嗽分为干咳和湿咳两种。

（周素琴）

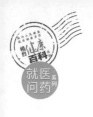

4. "老慢支"患者冬天是否需要预防性使用抗菌药

慢性支气管炎简称"慢支"，是严重危害人民健康的常见病和多发病，尤以老年人多见，50岁以上者发病率更高。所谓的"老慢支"是指病程长且咳嗽、咳痰症状因季节（尤其冬季）、肺部感染等原因反复出现，或者后期逐渐出现气喘（肺功能下降的表现，也称"慢性阻塞性肺疾病"）而需要长期治疗者。

专家说

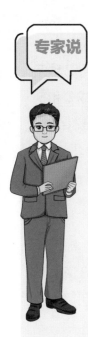

进入冬季，一些"老慢支"患者家中会常备一些抗菌药，如阿莫西林、阿莫西林-克拉维酸钾、头孢呋辛、莫西沙星、阿奇霉素，在出现痰液增多或气短加重时会患者往往会自行服用，有些患者甚至会服用很长一段时间，认为这样可以减少发作。

这种做法正确吗

不正确。一般情况下，预防性使用抗菌药并不能减少急性发作次数，而且很容易导致菌群失调（比如腹泻、新的感染）、产生耐药性，等到真正需要使用抗菌药治疗时疗效会变差。任何一种抗菌药都有一定的不良反应，可谓得不偿失。

什么情况下才能使用抗菌药

出现以下情况之一时，"老慢支"患者才需要使用抗菌药治疗：①呼吸困难加重、痰量增加和脓性痰增多这三种症状同时存在时；②呼吸困难加重伴脓性痰时；③痰量多而且是黄脓痰时；④需要机械通气（戴呼吸机）时。当然，第4种情况最严重，出现这种情况通常需要住院治疗。但前3种情况都是以脓性痰为主要依据，因此"老慢支"患者要在平时的生活管理中学会早期识别，这样才能在最需要的时候使用抗菌药，并使其发挥最佳疗效。

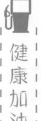

健康加油站

较多临床研究已证实，预防性或者长期使用抗菌药对"老慢支"急性加重的频率并没有影响，也就是说，这种自行用药的方式并没有降低"老慢支"急性加重的发生次数。

当然，也有例外，对于频繁发生急性加重（秋冬季发生≥2次）的患者来说，在"老慢支"高发季节长期使用抗生素（如阿奇霉素或红霉素）是能够降低急性发作次数的。但是有这种情况的患者只是少数，大多数"老慢支"患者是不需要这样用药治疗的。

（周素琴）

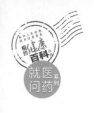

5. **感冒**后为什么医生不给我用**抗菌药**

急性上呼吸道感染俗称"感冒"，分为普通感冒和流行性感冒（简称"流感"）两种，一般来说是由呼吸道常见病毒，如甲/乙型流感病毒、腺病毒、新型冠状病毒等感染引起。

感冒后会有不同程度的症状，如咳嗽、流鼻涕、打喷嚏、浑身酸痛、头痛，严重的会出现发热、腹泻、全身乏力等症状。

专家说

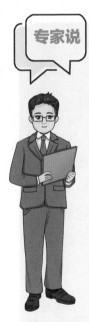

我们通常说的"抗菌药"，俗称"抗生素"，是指针对细菌（肺炎链球菌、大肠杆菌、支原体、衣原体等）感染而使用的药物，如阿莫西林、阿奇霉素、莫西沙星，这些药有着明确的杀灭或抑制细菌病原体的作用，从而达到控制细菌感染的目的。需要强调的是，抗菌药对病毒是无效的。

引起感冒的病原体80%以上是病毒，普通感冒症状较轻时是不需要治疗的，如果流感症状较重，可以考虑服用抗病毒药，如奥司他韦、金刚乙胺、玛巴洛沙韦。

使用抗菌药治疗感冒是不合理的，这样做不仅不能治疗感冒，还可能会因为滥用抗菌药导致细菌耐药性增加、菌群失调或者腹泻（抗菌药相关性腹泻）。

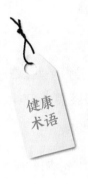

普通感冒时需要充分休息，多喝水，并注意保暖，加强营养，提高机体免疫力。症状不严重时一般不需要服药，3~5 天后症状会逐渐消失。

流行性感冒时需要适当隔离，症状较重时除了服用抗病毒药外，还需要对症治疗，如服用解热镇痛药（如布洛芬混悬液、对乙酰氨基酚口服液，或含对乙酰氨基酚的复方制剂）改善发热、咽痛以及全身肌肉酸痛等症状。

对于症状较重者，尤其是婴幼儿、老年人、器官移植患者等特殊人群，则需要及时进行抗病毒和对症支持治疗。

菌群失调　是指身体某部位（呼吸道、消化道、泌尿道等）正常菌群中各菌种间的比例发生变化，并且超出正常范围后产生的病症。频繁使用广谱抗菌药容易发生菌群失调，可引起二重感染或重叠感染，即在原发感染的治疗中发生了另一种新致病菌的感染。

抗菌药相关性腹泻是指使用抗菌药后引起的腹泻，而且无法用其他原因解释。有统计显示，在 700 多种可引起腹泻的药物中，抗菌药占 25%。

（周素琴）

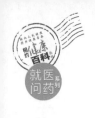

6. 使用**吸入性激素**是否会导致全身**不良反应**

呼吸道疾病，如哮喘、慢性阻塞性肺疾病、慢性咳嗽等，都要用激素（如布地奈德、丙酸氟替卡松、糠酸莫米松等）进行治疗，激素由口服制剂改为吸入制剂，直接作用于呼吸道发挥治疗作用，全身不良反应概率被大大降低。

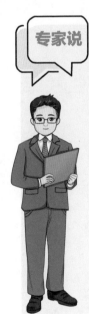

专家说

吸入激素是通过雾化或吸入装置将激素分散成一定大小的雾滴或微粒，直接作用于治疗部位，用药剂量较小，在治疗呼吸道疾病方面有着口服、静脉用药无法比拟的优势。

尽管吸入性激素的不良反应少，但仍有一定发生概率，最常见的是局部不良反应，如口腔真菌感染、声音嘶哑、咽痛或口腔疼痛，但发生率很低。

吸入激素为什么会出现全身不良反应　吸入激素后，药物除了在肺部发挥作用外，一小部分药物会通过肺部的血管进入全身血液循环，另外一部分沉积在口咽部，药物随着吞咽进入消化道，除部分药物在肝脏被灭活外，剩下的药物也会进入血液循环，这些进入血液循环的药物则有可能引起全身不良反应。

这里要明确的是，全身不良反应的发生与药物剂量相关，也就是说，与使用吸入性激素的疗程和剂量都有关系，疗程越长，剂量累积越多，不良反应发生率就越高。如果长期使用吸入性激素，则发生肺炎、血糖异常、骨质疏松的风险会有所增加，但按照医生推荐的剂量使用并做好定期随访，吸入性激素是相对安全的，即使有不良反应，也是轻微的。

总之，吸入激素相比口服、静脉用药的全身不良反应要少、症状要轻很多。因此，需要长期吸入这类药物治疗的患者，一定要坚持用药，不要因为过度担心药物不良反应而轻易停药或自行减量，反而影响治疗效果。

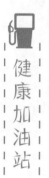
健康加油站

正确吸入激素有助于减少不良反应的发生

1. 正确使用雾化器或吸入装置。

2. 雾化完毕清洗面部，以减少可能经皮肤吸收的药量。

3. 吸入激素后用清水漱口，并吐掉漱口水。幼儿可用生理盐水棉球擦拭口腔，再适量喂水，以减少药物在口腔和咽部的沉积。

4. 长期雾化吸入激素时，应在医生的指导下调整至最小有效剂量，以减少全身不良反应。

（周素琴）

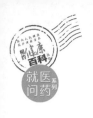

7. **抗菌药**越高级越好吗

关键词

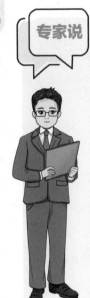

抗菌药

和其他药物一样，抗菌药也有很多种类，如青霉素类、头孢类、喹诺酮类、大环内酯类、四环素类等。每一类别又有各自的分级，如头孢类就有一代到五代的区别，喹诺酮类有一代到四代的区别。

专家说

是不是抗菌药的级别越高，就越高级呢？或者说越新、越贵的抗菌药就越高级呢？其实，没有"高级"这一说法，每一类、每一代抗菌药都有着它们各自的优势。以左氧氟沙星和莫西沙星举例，对于泌尿系统感染，由于左氧氟沙星90%以上通过泌尿道排泄，所以在尿液中的浓度很高，从而很好地发挥了治疗泌尿道感染的作用，而莫西沙星因很少经泌尿道排泄而不能用于泌尿道感染。又比如阿奇霉素能够治疗肺部一般细菌（如肺炎链球菌、支原体）感染，但对于肠道感染作用较差，需要换用其他药物治疗。

随着细菌耐药率的升高，目前很多抗菌药在耐药菌面前常常束手无策，即使价格很贵、抗菌谱很广的抗菌药治疗效果也并不理想，反而是一些价格便宜的抗菌药却有着很好的敏感性和治疗作用。

所以说，抗菌药没有"高级""低级"一说，而是看它对某一类感染、某种致病菌是否适用和有效。

　　抗菌药经医生诊断并开具处方后才可以服用，一般情况下请勿自行用药，感染情况比较复杂，感染部位不同，感染的致病菌也有很大差别，如果自行用药可能会导致治疗无效而延误病情，甚至危及生命。

　　由于抗菌药过度使用，细菌对抗生素的耐药性明显提高，往往意味着常规抗菌药治疗无效，需要换药或者联合其他药物治疗。所以请不要随意服用抗菌药，只有这样才能维持这类药物对细菌的敏感性，在未来发生感染时有药可用。

（周素琴）

二

心脑血管系统
用药知识

8. 服用**降压药**四季有别吗

人的血压可随着季节更替而变化，呈现"秋冬高，春夏低"的特点。对于普通人，血压季节性变化通常不会造成病理损伤，无须干预；但对于部分高血压患者，血压季节性变化可能产生不利影响。因此，需要灵活调整降压药治疗方案，并注意加强家庭血压监测，确保血压全程、全面达标。

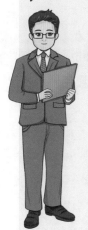

专家说

血压的季节性变化是常见的临床现象，通常表现为"秋冬高、春夏低"。冬季血压控制良好的高血压患者，可能在夏季出现血压过度下降。夏季血压控制良好的高血压患者，冬季血压可能明显上升，甚至超过目标值。因此，重视血压季节性变化对于高血压患者的全程、全面管理很重要。

根据 2022 年发布的《高血压患者血压季节性变化临床管理中国专家共识》，与冬季相比，夏季收缩压和舒张压均值均降低；而血压的季节变异性与心血管病死亡率密切相关。研究结果显示，心血管病患者的收缩压每增加 10mmHg，其死亡率上升 21%，且冬季的心血管病死亡风险比夏季增加 41%。

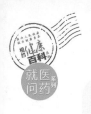

考虑到季节变化引起的血压异常波动可能带来不良的预后风险，建议季节交替时应加强所有高血压患者的家庭血压监测，尤其是老年高血压或合并慢性肾病的高血压患者，若发现血压显著升高，应及时就医。

（边　原）

9. 为什么服用**他汀类药物**
要定期检查肝功能

他汀类药物常见的不良反应有肝损伤，患者长期服用他汀类药物而不定期复查肝功能，可能引起不可逆的肝损伤。因此，服用他汀类药物要定期检查肝功能。

2018年《美国心脏协会科学声明：他汀类药物的安全性和相关不良事件》指出，服用他汀类药物可能引起肝损伤，但肝脏是一个非常"沉默"的器官，肝功能受损后少见明显的临床表现，所以当肝损伤后患者常常不自知而继续服用他汀类药物，可能引起不可逆的药物性肝损伤。如果能够及时发现，并且立即停

关键词

他汀类药物　肝功能　转氨酶升高

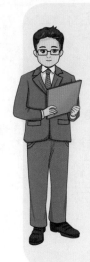

药，肝功能常可以完全恢复。

在肝功能检查中，转氨酶水平能够反映肝脏受到损伤的程度。服用他汀类药物后，如果复查发现转氨酶水平升高幅度不大，可以在医生的指导下继续用药；如果转氨酶超过正常水平的3倍，就需要停药或者减量，4~6周后再复查，转氨酶一般能够恢复正常。所以定期检查肝功能对服用他汀类药物的患者来说是一种对自己健康负责的做法。

健康加油站

《中国血脂管理指南（2023年）》提到他汀类药物不仅可以有效降低血脂，还能抗动脉粥样硬化、预防心肌梗死的发生，对心血管的保护非常重要。服用他汀类药物后，转氨酶水平持续升高的发生率为0.5%~3.0%。这种情况主要发生在治疗的前3个月，之后会逐渐恢复正常，且具有剂量依赖性。所以患者在服药后的前3个月应按医生的要求定期检查肝功能，之后可以每6个月检查一次。

虽然他汀类药物具有肝毒性，但只要合理规范用药，定期监测肝功能，就可以避免造成肝损伤。

（边　原　朱昶宇）

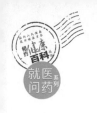

10. **降压药**应该什么时候吃

关键词

降压药 血压类型

每个人的血压在 24 小时内是不断波动变化的，大多数高血压患者的血压呈现"两峰加一谷"的特征，即杓型高血压；还有一部分高血压患者夜间血压反而升高，或者昼夜血压变化不大，即反杓型、非杓型高血压。降压药的服药时间与患者血压变化情况及降压药的药效维持时间都有关系，什么时候吃降压药不能一概而论。

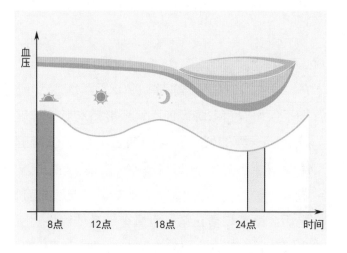

杓型高血压

专家说

　　杓型高血压　　大部分高血压（即杓型高血压）患者的服药时间在早晨起床后。如果服用的是长效降压药（每天服用 1 次），建议在早晨起床后空腹服药。中效降压药（每天服用 2 次）建议在早晨 7 点和下午 4 点左右服用。短效降压药的服药要求则更加严格，需要遵医嘱服用。

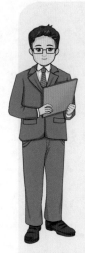

反杓型高血压　这类患者需要调整服药时间，在血压接近峰值前 1~2 小时服药，使药物的血浆峰浓度与血压的峰值基本同步或重叠，可以更好地控制血压。具体的服药时间需要看血压的高峰在哪个时间段，这样才能在最适合的时间服药。

非杓型高血压　这类患者需要在夜晚睡前服用长效降压药，也是维持药物的血浆峰浓度与睡眠时出现的血压峰值基本同步或重叠。

由于个体差异，高血压患者可以在服药前先进行 24 小时的血压监测，仔细了解自己的血压高峰情况，然后在高峰前 1~2 小时服药，这样更能有效地控制血压。

（边　原　韩丽珠）

11. 为什么服用**降压药**的种类因人而异

由于每个人的身体状况、生活方式等存在差异，导致选择的降压药种类也因人而异。不同个体对药物的反应存在一定差异，如某些患者可能对某一类降压药更为敏感，用药效果更好；而某些患者可能对某一类降压药的不良反应更敏感，这时就需要更换其他降压药进行治疗。此外，选择降压药还要考虑患者的合并症、合并用药、个体偏好及适应性等因素。

服用降压药是控制血压的重要方式，但面对林林总总的降压药，不少患者和家属都犯了难，到底哪种降压药更好呢？

常见的六类降压药各有适用人群，患者可以参照下表了解药品特点。

常用六大类降压药适宜与禁忌人群

类别	代表药物	适宜人群	禁忌人群	
			绝对	相对
血管紧张素转化酶抑制剂	卡托普利、培哚普利	心力衰竭、心肌梗死后、左心室肥厚、冠心病、动脉粥样硬化、糖尿病肾病、非糖尿病肾病、蛋白尿、微量蛋白尿、代谢综合征、糖尿病	妊娠、高钾血症、双侧肾动脉狭窄	严重肾功能不全（肌酐>3mg/dL）、可能怀孕的女性
血管紧张素Ⅱ受体阻滞剂	缬沙坦、厄贝沙坦	心力衰竭、心肌梗死后、左心室肥厚、冠心病、动脉粥样硬化、糖尿病肾病、非糖尿病肾病、蛋白尿、微量蛋白尿、代谢综合征、糖尿病、不能耐受血管紧张素转化酶抑制剂	妊娠、高钾血症、双侧肾动脉狭窄、血管神经性水肿	严重肾功能不全（肌酐>3mg/dL）、可能怀孕的女性
β受体阻滞剂	美托洛尔、比索洛尔	快速型心律失常、冠心病、慢性心力衰竭、主动脉夹层、交感神经活性增高及高动力状态的高血压	二至三度房室传导阻滞、严重哮喘、严重心动过缓	慢性阻塞性肺疾病、周围血管病、糖耐量异常、运动员

关键词

降压药 个体差异

类别	代表药物	适宜人群	禁忌人群	
			绝对	相对
钙通道阻滞剂	硝苯地平、尼群地平、氨氯地平	老年高血压、单纯收缩期高血压、心绞痛、合并动脉粥样硬化的高血压、代谢综合征		快速型心律失常
噻嗪类利尿剂	氢氯噻嗪	老年高血压、难治性高血压、心力衰竭合并高血压、盐敏感性高血压	痛风	妊娠
α受体阻滞剂	哌唑嗪、多沙唑嗪	高血压合并前列腺疾病、老年单纯收缩期高血压；糖尿病、周围血管病、哮喘及高脂血症合并高血压	体位性低血压	胃炎、溃疡病、肾功能不全及心力衰竭

　　高血压患者需要长期服药，对药物深入了解有助于提高患者的依从性，但如何选择降压药还是要由医生决定。《中国高血压病防治指南（2018年修订版）》指出，老年高血压患者常需要服用2种或2种以上的降压药使血压达标，因此常小剂量联合使用降压药，或直接选择单片复方制剂。不是任意几种降压药之间都能相互组合，且组合后用法用量也很有讲究，因此不建议患者自行搭配，要在医生的指导下用药。医生会综合考虑患者的疾病情况以及目前正在服用的药物种类，为患者制订个体化的药物治疗方案。

（边　原　朱昶宇）

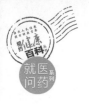

12. 他汀类药物不耐受，
有其他可用药物吗

他汀不耐受　他汀替代治疗　血脂管理　依折麦布

当患者在应用他汀类药物时出现转氨酶、肌酶升高，肌病、肌痛等症状时需要及时到医院就诊，明确是否存在他汀类药物不耐受的情况。

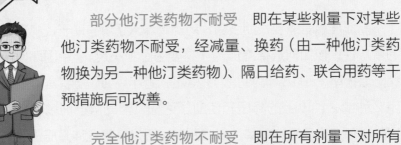

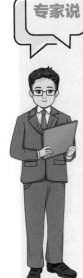

他汀类药物不耐受主要存在以下两种情况。

部分他汀类药物不耐受　即在某些剂量下对某些他汀类药物不耐受，经减量、换药（由一种他汀类药物换为另一种他汀类药物）、隔日给药、联合用药等干预措施后可改善。

完全他汀类药物不耐受　即在所有剂量下对所有他汀类药物不耐受，应考虑使用循证降脂方案中的非他汀类药物，主要有胆固醇吸收抑制剂（依折麦布）、PCSK9 抑制剂（依洛尤单抗、阿利西尤单抗）和 siRNA 药物（英克司兰）。

当出现部分他汀类药物不耐受时，处理方式可以被简单描述为"换药、减量、联合用药"。

换药　他汀类药物的种类非常多，不同种类的他汀类药物，在属性和代谢途径上差异不小。同时，存在个体差异，"不耐受"可能是某种他汀类药物或特定人群所特有的，更换为另一种他汀类药物"不耐受"的情况便可减弱甚至消失。

减量　服药剂量与部分他汀类药物的不耐受症状（如转氨酶升高）有关。可以尝试减少每次用量或者隔日用药来降低他汀类药物的服药量，并评估减量对药效和不良反应的影响，调整治疗方案。

联合用药　使用较低剂量的他汀类药物，增加胆固醇吸收抑制剂或 PCSK9 抑制剂。这两类降脂药不良反应较少见，患者耐受性较好，联用既可以保证降脂效果，也可减少部分不良反应。

如果以上办法都行不通，就要考虑完全替换为非他汀类药物，主要包括：①依折麦布，一种胆固醇吸收抑制剂，单独使用时（10mg/d）通常能将患者的 LDL-C 降低 15%~20%；②PCSK9 抑制剂，目前有 3 种，包括 2 种单克隆抗体（依洛尤单抗和阿利西尤单抗）和一种 siRNA 药物（英克司兰），可以单独使用控制 LDL-C 并降低冠心病的风险。最重要的是，换药减量不靠直觉，需要医生综合评估。

（边　原　韩丽珠）

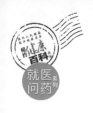

13. 应该如何应对
血压突然升高

血压突然升高时，首先要保持镇静，平静状态下休息 5~10 分钟后复测血压。如果血压仍然偏高，可口服短效降压药（起效快、药效时间短），如硝苯地平或卡托普利片，并在用药半小时后复测血压；如果家中没有短效降压药，可以临时加服一次平常服用的降压药；如果服药后血压仍未下降，或出现了头晕、恶心、呕吐等症状，则需要拨打 120 急救电话或及时到附近医院就诊，防止血压急性升高导致脑出血等严重后果。

血压升高 短效降压药

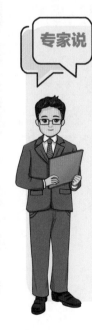

专家说

急性血压升高需要及时处理以避免造成严重后果。《中国高血压防治指南（2018 年修订版）》建议高血压急症时理想的药物应能预期降压的强度和速度，保护靶器官功能，并方便调节，可选用起效快、作用时间短的降压药。《中国高血压健康管理规范（2019）》指出高血压治疗应采取综合干预策略，包括全方位生活方式干预和药物治疗，使血压达标，降低发生心、脑、肾及血管并发症和死亡的危险。"血压突然升高"的重点是日常综合管理，防止出现急性血压升高。

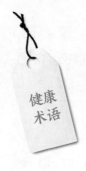

按照作用时间，降压药可以分为长效降压药、中效降压药和短效降压药。

长效降压药 药效时间 24 小时以上，一天服药 1 次即可。如硝苯地平控释片、氨氯地平片、非洛地平缓释片、美托洛尔缓释片、缬沙坦片、贝那普利片。

中效降压药 药效时间 10~12 小时，每天需要服用 2 次。如硝苯地平缓释片、非洛地平片、美托洛尔片。

短效降压药 药效时间 5~6 小时，起效快，作用时间稍短，每天服用 3~4 次。如硝苯地平片、卡托普利片。

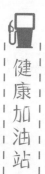

《高血压合理用药指南（第 2 版）》建议，优先使用长效降压药，以 24 小时稳定血压。短效降压药能使血压快速下降，主要用于急性高血压或需要迅速控制血压时，但药效维持时间短，一般不推荐采用这类药物用于日常降压治疗。

（边 原 尹琪楠）

14. 血压升高一定要吃药吗

对于初诊高血压的患者，应评估其心血管危险因素，以及是否存在器官损害、合并症。首先进行生活方式干预治疗，在改善生活方式

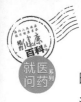

的基础上持续监测血压数周，如果血压仍超过目标血压，应给予药物治疗。如果初次发现血压 ≥ 160/100mmHg，则建议直接启动药物治疗。

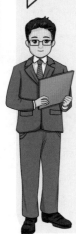

关键词

高血压　生活方式干预　药物

对于初诊高血压，且血压 <160/100mmHg 者，应评估其心血管危险因素，器官损害及合并症。首先进行生活方式干预治疗，如控制体重、增加运动、合理膳食、戒烟限酒、保持心理平衡。在改善生活方式的基础上持续监测血压数周，仍超过目标血压的患者应采取药物治疗。

大多数高血压患者需要服用降压药进行长期规范化治疗（除外可根治的继发性高血压），以预防或减轻高血压对机体的损害，包括心、脑、肾、眼的损害。

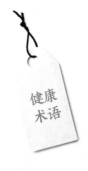

健康术语

目标血压　是指根据患者的年龄、性别、心血管危险因素、器官损害和临床疾病情况等因素综合考虑设定的血压控制目标。不同人群的目标血压不同，普通高血压患者血压应降至 140/90mmHg 以下；老年（≥ 65 岁）高血压患者血压应降至 150/90mmHg 以下；年轻人或糖尿病、脑血管病、冠心病、稳定型心绞痛、慢性肾病患者如能耐受，血压可进一步降至 130/80mmHg 以下；部分老年人和冠心病患者的舒张压（低压）不宜降低至 60mmHg 以下。

《中国高血压防治指南（2018 年修订版）》指出，高血压作为一种慢性疾病，对人类健康造成了严重危害，主要表现为对心脏、大脑、肾脏及眼底的损害，易引发冠心病、脑梗死、脑出血和肾衰竭、失明等，导致失能、致残、致死，会给家庭、社会带来沉重的负担。

（边　原）

15. 没有**冠心病**需要吃**阿司匹林**吗

阿司匹林因能抑制体内血小板聚集，减少血凝块形成，现多用来防治冠状动脉粥样硬化性心脏病（简称"冠心病"），但对于没有冠心病且不具备必要风险因素的人群，没有必要服用阿司匹林。

专家说

2016 年，美国预防服务工作组（USPSTF）发布《阿司匹林一级预防指南》建议：①对于年龄 50~59 岁，10 年心脏病发作和卒中风险 ≥ 10%，无出血风险增加，预期寿命至少 10 年且有服药意愿的人

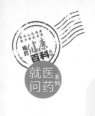
群，推荐每日服用低剂量阿司匹林（每天 75~100mg）；②对于年龄 60~69 岁，10 年心脏病发作和卒中风险 ≥ 10%，无出血风险增加，预期寿命至少 10 年的人群，推荐更为个体化用药，即在获益与潜在风险中更重视获益的人群可选择每日服用低剂量阿司匹林（每天 75~100mg）；③对于年龄在 50 岁以下或 70 岁以上的人群，阿司匹林用于一级预防证据不足，未来研究需要进一步验证。

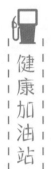

健康加油站

冠心病的非药物预防方法

冠心病的非药物预防方法主要有以下几个方面。

调整生活方式　早睡早起，避免熬夜工作。劳逸结合，避免过重体力劳动或突然用力，饱餐后不宜运动。

调整饮食结构　饮食宜清淡、易消化，少食油腻、脂肪、糖类。食用足够的蔬菜和水果，少食多餐，晚餐量少，不宜饮浓茶、咖啡。

戒烟限酒　应绝对戒烟，可少量饮用啤酒、葡萄酒等低浓度酒，不可饮烈酒。

严格控制血压、血糖、血脂　目的是控制冠心病的危险因素，需要在医生和药师的指导下规律服药，并自我监测血压、血糖并定期检测血脂，使之达标。

适量运动 应根据个人身体条件及兴趣爱好选择适宜的运动方式，如太极、乒乓球、健身操，务必量力而行。

控制体重 肥胖者需要减重，尽量摄入低热量食物，不宜暴饮暴食，并通过适量体力劳动或体育锻炼来减轻体重。

保持身心愉快 忌暴怒、惊恐、情绪激动。

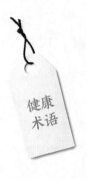

冠心病一级预防 指针对还没有冠心病，但是有一种或一种以上冠心病危险因素（如高血压、糖尿病、高血脂、肥胖、吸烟以及高龄等）的人群进行冠心病预防的处理方法。

（李　黎）

16. 为什么冠心病支架植入术后需要终身服药

严重的冠状动脉粥样硬化性心脏病（简称"冠心病"）经医生确诊和评估后往往需要植入血管内支架，术后为了防止支架内血栓形成，需要终身服用抗血小板药物。还需要根据患者的合并症选择

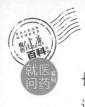

长期服用控制血脂、血压、血糖的药物，以延缓动脉粥样硬化的进展。

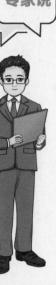

关键词

冠心病　血管内支架　抗血小板药物

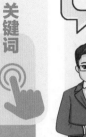

专家说

　　无论是何种材质的支架，在植入冠状动脉的过程中，会使血管内壁受损，暴露在血管腔内的支架相当于"异物"，会激活血小板聚集到支架表面，释放活性物质，进而募集更多的血小板及各种血液成分，导致支架内血栓形成，重新堵塞冠状动脉。因此，冠心病支架植入术后（以药物洗脱支架为例）患者必须终身服用防止支架内血栓形成的抗血小板药物。通常，术后6~12个月还必须接受两种抗血小板药物（俗称"双抗"）治疗。12个月后，经医生评估缺血和出血风险后保留至少一种抗血小板药物（通常保留阿司匹林肠溶片或硫酸氢氯吡格雷片）终身服用，以预防心肌梗死。

　　低密度脂蛋白胆固醇（LDL-C）水平升高是动脉粥样硬化明确的独立危险因素。他汀类药物是目前临床最常用且有效降低 LDL-C 的药物，能够起到调节血脂、稳定斑块的作用。冠心病患者无论是否植入支架，均建议在医生的评估和指导下长期接受适宜强度的他汀类药物或联合其他调血脂药物治疗。

　　此外，根据是否合并高血压、糖尿病，心力衰竭及心房颤动等，应该给予患者个体化对症治疗。

冠心病支架植入术后需要服用的其他药物

控制心率的药物　美托洛尔、比索洛尔等药物，可以降低心肌耗氧量，改善心脏缺血及重塑。如无禁忌，应终身服用。

血管紧张素转换酶抑制剂（ACEI）和血管紧张素受体拮抗剂（ARB）　依那普利、氯沙坦等药物，可舒张血管、降低血压、改善心肌缺血及心脏重塑等。如无禁忌，应长期服用。

改善心肌代谢类药物　如盐酸曲美他嗪、辅酶Q10等，可改善心肌代谢和微循环、抗缺血，发挥心肌保护和营养支持作用。

调节血压、血脂、血糖的药物　此类患者应接受终身的血压、血脂、血糖管理，经医生综合评估后给予个体化药物治疗。

（李　黎）

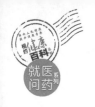

17. 为什么血脂不高的**冠心病**患者还要服用**他汀类药物**

　　血脂检查项目中的低密度脂蛋白胆固醇（LDL-C）是导致冠心病发生、发展的关键，只有持续降低 LDL-C 至一定范围（正常值以下），方可稳定及延缓动脉粥样硬化病变，进而减少严重冠心病的发生率及致死率。因此，冠心病患者即使血脂正常，也需要长期服用。

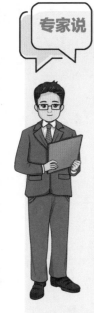

专家说

　　《冠心病合理用药指南（第 2 版）》明确指出，他汀类药物是冠心病患者预防心肌梗死，改善预后的基础治疗药物，目的并非单纯降低血脂，这是由于冠状动脉粥样硬化斑块的形成是动脉血管壁内膜损伤、胆固醇沉积及炎症反应相互促进的结果。不稳定斑块很容易发生破裂，进而形成血栓引发心肌梗死等急性缺血性事件。他汀类药物不仅能够降低 LDL-C 及减少脂质沉积，还能稳定斑块、抗击炎症反应、抑制血小板聚集、改善血管内皮细胞功能，从而减少心脑血管事件发生。因此，即使化验单上血脂正常，冠心病患者仍需要长期服用他汀类药物。

根据不同心血管疾病发病危险程度，降脂（主要为 LDL-C）目标值如下：①无高血压、糖尿病等危险因素，或危险因素少的中低危人群，建议将 LDL-C 控制在 3.4mmol/L 以下；②合并高血压、糖尿病或者本身血脂较高的高危人群，建议将 LDL-C 控制在 2.6mmol/L 以下；③合并冠心病、既往患有急性心肌梗死、植入支架或冠状动脉搭桥术后的患者，建议将 LDL-C 控制在 1.8mmol/L，甚至 1.4mmol/L 以下。

（李　黎）

18. 心绞痛发作时如何正确使用硝酸甘油

硝酸甘油是防治心绞痛急性发作的"救命药"。如果使用不当，不仅不能"救命"，反而可能"夺命"。因此，掌握硝酸甘油的正确使用方法非常重要。

专家说

硝酸甘油能够缓解心肌缺血导致的心绞痛，片剂最为常用，正确使用的注意事项如下。

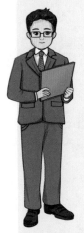

采取正确的用药方式　硝酸甘油片切忌吞服、压碎或咀嚼，必须舌下含服，使其快速发挥作用。

严格掌握用量　使用最小有效剂量，成人每次可用 0.25~0.50mg（1/2~1 片），每 5 分钟可再服用 1 片，直至疼痛缓解。如果 15 分钟内总量达 3 片后仍持续疼痛，应立即就医。不可擅自加大剂量，以避免不良反应的发生及延误救治。

掌握正确的用药姿势　应取坐位或半卧位姿势用药，以防突然晕倒。

识别停药信号　如果出现视物模糊或口干，应立即停药。

掌握正确的贮存方法　硝酸甘油片应遮光、密封，在阴凉处保存。硝酸甘油片有效期一般为 2 年，但为了保证药效，建议每 6 个月更换一次已开封的硝酸甘油片。外出时，切记不可贴身存放硝酸甘油片，以免体温使其分解失效，可放在包里随身携带。

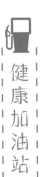

健康加油站

急救时应该选用硝酸甘油还是速效救心丸

硝酸甘油和速效救心丸都是心绞痛发作时的"救命药"，不同紧急情况下的选用方法如下。

硝酸甘油　起效迅速，效果明显，可作为心绞痛发作时的急救首选，已确诊冠心病的患者应常备，最好随身携带。当出现典型心绞痛表现（如阵发性胸闷、憋气、胸压榨痛，伴有窒息感或濒死感）时，立即舌下含服硝酸甘油。

速效救心丸 主要用于缓解冠心病高危人群（如高血压、高血糖、高血脂患者，以及肥胖者、吸烟者、老年人）突发的心绞痛症状。当出现胸闷、心前区不适、左肩酸沉等先兆症状时，应迅速含服，切不可等典型的心绞痛发作后再使用。

对于确诊冠心病的患者在心绞痛发作时，如果身边暂无硝酸甘油，或存在硝酸甘油使用禁忌、硝酸甘油不耐受，以及出现严重低血压或心动过速时，可使用速效救心丸应急，但不建议两药同时服用。

（李 黎）

19. 为什么**心房颤动**患者要服用**抗凝药**

心房颤动（简称"房颤"）患者血栓栓塞的发生率高，缺血性脑卒中的风险约为非心房颤动患者的 5 倍，脑卒中的致残率及致死率均较高。抗凝药治疗可有效降低心房颤动患者卒中发生率，并改善预后，提高生活质量。

专家说

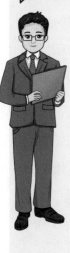
正常的心脏呈节律性跳动，强有力地收缩将血液输出心脏，供应全身所需。心房颤动时，心房丧失有效的收缩功能，呈不规则跳动，泵血功能出现障碍，导致血液易在心房内淤滞而形成血栓。血栓一旦脱落，可随着血液流动至全身各处并形成血栓栓塞，其中，缺血性脑卒中的发生率较高。因此，预防卒中发生是心房颤动患者的关键治疗环节，而合理应用抗凝药可有效降低心房颤动患者的卒中发生率。

目前临床常用的传统口服抗凝药有华法林，以及新型口服抗凝药，包括达比加群酯、利伐沙班、阿哌沙班和艾多沙班。有研究显示，华法林可以使心房颤动患者的卒中发生率减少64%，达比加群酯（每次150mg，每天2次）相较华法林可进一步降低35%的卒中风险，利伐沙班等Xa因子抑制药也可以不同程度地降低心房颤动患者的卒中风险。

不同的口服抗凝药具有各自的优劣势，医生需要根据患者的卒中风险、出血风险、疾病状态、肝肾功能、经济情况、用药依从性及患者意愿等方面个体化考虑，为患者开具最合适的药物。

（李　黎）

20. 服用**华法林**后
如何监测更安全

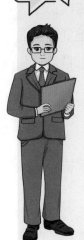

华法林是一种抗凝药，用于预防和治疗血栓栓塞性疾病，如心房颤动、人工心脏瓣膜置换术后、静脉血栓栓塞症等。但因其治疗窗窄，易受药物、食物影响，个体差异大等缺点，导致出血事件时有发生。动态监测国际标准化比值（INR）可以掌握华法林抗凝强度及预测出血倾向，及时调整抗凝方案，使之更为安全、有效。

专家说

华法林在不同血栓栓塞性疾病中有不同的抗凝强度目标，INR 在目标范围之外的升高或降低预示着华法林的安全性风险，因此，需要动态监测 INR。

初次使用华法林时，3 天后进行 INR 检测，根据 INR 调整华法林剂量。以后每周检测 1 次，如连续 3~4 次 INR 均稳定在目标范围，可改为每两周检测 1 次。每两周检测 1 次，如连续 3~4 次 INR 均稳定在目标范围，可改为每月检测 1 次。以后至少保证每月检测 1 次 INR。当 INR 不在目标范围时，需要及时调整华法林的剂量，并重新开始缩短检测频率，逐步将 INR 调整到目标范围。

华法林　抗凝监测

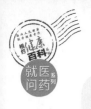

一些特殊情况，如高出血风险者、肝肾损伤者、新增或停用其他药物或改变其他药物剂量时，应更频繁地检测 INR，建议 3 天后复查。

（李　黎）

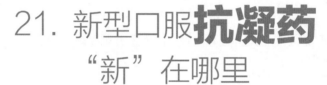

21. 新型口服**抗凝药**
"新"在哪里

新型口服抗凝药（NOAC）之所以"新"，是相对于传统口服抗凝药华法林而言的，"新"在更精准、更高效、更便捷、更低的出血风险等多个方面。目前国内常用的新型口服抗凝药有达比加群酯、利伐沙班、阿哌沙班、艾多沙班等。

 专家说

与传统口服抗凝药华法林相比，新型口服抗凝药具有以下的"新"特点及优势。

更精准、高效　华法林通过抑制维生素 K 在肝细胞内合成多个凝血因子发挥抗凝作用，新型口服抗凝药则精准作用于单一凝血因子，不会"误伤"其他

关键词
新型口服抗凝药　传统口服抗凝药　出血风险

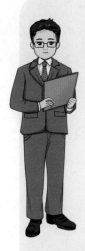

凝血因子。因其高效抑制凝血酶（直接抑制和间接抑制）的作用，新型口服抗凝药的抗凝效率及安全性均更高。

更快起效 华法林只能抑制凝血因子的合成，无法阻断已经生成的凝血因子的凝血作用，只有当已经合成的凝血因子消耗殆尽，才能发挥作用，所以起效慢，持续时间长。新型口服抗凝药起效快、半衰期短，口服后 2~4 小时即可达到最佳药效。

更便捷、依从性更高 华法林需要频繁验血监测 INR 以评估其抗凝效果，而新型口服抗凝药抗凝效果稳定，通常不需要患者反复验血，极为便利，患者用药依从性更高。

抗凝效果更稳定 华法林与很多药物或食物均会产生相互作用，使抗凝效果产生波动。新型口服抗凝药较少受药物或食物相互作用的影响，抗凝效果稳定。

更低的颅内出血风险 与华法林相比，新型口服抗凝药的颅内出血风险更低，安全性更高。

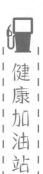

健康加油站

新型口服抗凝药并非无所不能

新型口服抗凝药纵然有上述多种优势，但并非无所不能，不能完全取代华法林。以下情况，华法林仍是不二之选。

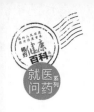

（1）中重度二尖瓣狭窄、人工机械瓣换瓣术后患者，以及合并中重度二尖瓣狭窄的瓣膜性房颤患者。

（2）严重肾功能不全，尤其是需要进行透析／血液滤过的患者。

（3）合并症多、出血风险高，且无可及的新型口服抗凝药拮抗剂的患者，选用华法林，通过监测 INR，同样可以发挥抗凝效果，减少出血风险。

（4）经济条件欠佳的患者。

（李 黎）

内分泌系统用药知识

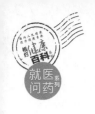

22. 应该如何保存**胰岛素**

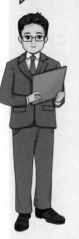

关键词

胰岛素 温度 避光 有效期

胰岛素是治疗糖尿病的重要药物，用于控制血糖水平。然而，胰岛素是蛋白质产品，容易受环境条件影响而失去活性，从而影响药物的疗效。因此，正确保存对其疗效的发挥至关重要。

胰岛素的活性受到温度、光线和湿度等因素的影响。正确保存胰岛素可以确保患者得到稳定的治疗效果，避免血糖波动和并发症的发生。

未开封胰岛素

存放于冰箱中 未开封的胰岛素应该存放在2~8℃的冰箱中，但不可以放置在冷冻室内，在这个温度范围内，胰岛素可以保持稳定的活性。

避免阳光直射 可以选择将其存放在冰箱的保护盒中。

避免振荡和震动 尽量避免剧烈振荡和震动未开封的胰岛素，以免影响药物的稳定性。

注意有效期 药品上标有生产日期和有效期，应在有效期内使用，过期的胰岛素可能失去活性，影响药效及安全性。

已开封胰岛素

存放于室温下　室温条件指 30℃ 以下。

避免阳光直射　将已开封的胰岛素放置在阴凉处，储存时盖好笔帽，避光保存。

避免振荡和震动　避免剧烈振荡和震动胰岛素，以免影响药物的稳定性。

使用后取下针头　每次注射后，应将针头取下，可以防止针头阻塞、污染、溶液泄漏等情况的发生。

随身携带　外出时，胰岛素应装入随身携带的包中，最好放入随身携带的保温箱中，不可将胰岛素托运或置于汽车尾箱中。

注意使用期限　启封后的胰岛素可在室温下保存 28~30 天（具体天数可参见药品说明书）。超过使用期限后，胰岛素的活性可能降低，影响药物效果。超过期限后不可再用。

总之，正确保存胰岛素对于糖尿病患者来说至关重要。无论是已开封还是未开封的胰岛素，都应该存放在适当的温度范围内，避免暴露在阳光直射的环境中，并注意使用期限和有效期，如果出现药液颜色改变、沉淀等异常情况时，应立即终止使用。

（邱　峰　周　密）

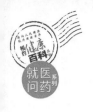

23. 应该如何选择
胰岛素**注射部位**

对于许多糖尿病患者来说，胰岛素注射是日常治疗的一部分，但部分患者存在操作不规范的情况。正确选择注射部位、轮换部位并掌握正确的注射方法是确保胰岛素吸收良好、减少注射引起的不适和并发症的关键。

专家说 ### 注射部位的选择

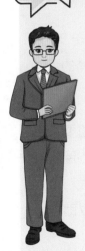

根据可操作性、神经及主要血管之间的距离、皮下组织的状况等，人体适合注射胰岛素的部位有腹部、大腿外侧、上臂外侧、臀部外上侧 4 个部位。注射前应确保注射部位的皮肤没有受到感染或创伤。

腹部 最常用的胰岛素注射部位。腹部注射胰岛素吸收最快，餐时使用的短效胰岛素建议选择腹部注射。

大腿 胰岛素注射的常用部位之一。在选择大腿注射时，应选择大腿外侧位置。

上臂 胰岛素注射的常用部位之一。选择上臂注射时，应选择上臂外侧位置，上臂注射的吸收速度仅次于腹部。

臀部　可供选择的胰岛素注射部位。选择臀部注射时，应选择臀部外上侧，该部位吸收速度较慢，希望胰岛素的吸收速度较慢时，可以选择臀部注射。

轮换方案

为了避免在同一位点反复注射导致皮下脂肪萎缩或硬结，应该定期轮换可用于注射的位点。一般建议每次注射后，下一次选择不同的位点进行注射，具体方案如下。

1. 同一注射部位内，每次的注射位点间隔约 1cm。

2. 同一注射位点的使用至少间隔 4 周。

3. 将注射部位分为等分区域。

4. 每周使用一个等分区域并始终按顺时针方向轮换。

由于每个注射部位都有不同的胰岛素吸收速度，因此，为了更好地预知每次胰岛素的注射效果，建议保持每天在同一时间于同一部位注射。

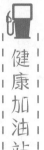

健康加油站

如何避免注射胰岛素后药液漏出

注射胰岛素后，可以延长针头在体内的停留时间（一般停留 10 秒，剂量较大的可停留超过 10 秒），或者换用内径更大的针头（如"薄壁"设计的针头）等方式减少胰岛素漏液的情况。

（邱　峰　周　密）

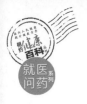

24. 服用降糖药期间
发生**低血糖**应如何处理

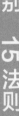

关键词

低血糖 症状识别 15 法则

低血糖是糖尿病患者在使用降糖药期间可能面临的一种常见情况。当血糖水平过低时，可能出现头晕、心慌、出汗、乏力等症状，严重时甚至会导致昏迷。因此，在服用降糖药期间正确处理低血糖是非常重要的。

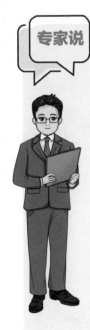

专家说

正确处理低血糖是糖尿病患者管理血糖的重要一环。通过识别低血糖症状，迅速采取行动，进食稳定血糖水平的食物，可以有效应对低血糖的发生，确保糖尿病患者的健康安全。此外，与医生密切合作，定期监测血糖水平，也是预防低血糖的关键。

识别低血糖症状　低血糖常表现为交感神经兴奋的症状，如心慌、头晕、出冷汗、乏力、饥饿感、焦虑或烦躁等；有时也表现为中枢神经系统的症状，如精神失常表现、认知障碍、癫痫发作、昏迷等。糖尿病患者及家人需要对这些症状有所了解，以便及时采取措施。

立即采取行动　当出现低血糖症状时，请检测血糖，并立即运用"15 法则"处理低血糖：①如果血糖水平低于 3.9mmol/L，患者意识清醒，请立刻进食 15g 碳水化合物；②15 分钟后检测血糖，如果仍然低于 3.9mmol/L，请再进食 15g 碳水化合物；③15 分钟后再次检测血糖，如仍然低于 3.9mmol/L，请再进食 15g 碳水化合物。

如果在进食 3 次 15g 碳水化合物后血糖仍低，或在进食过程中身体出现严重不适，应及时到医院就诊。

稳定血糖水平　一旦症状得到缓解，需要进食一些稳定血糖水平的食物（全麦面包、饼干或酸奶）以缓慢升高血糖，保持血糖水平稳定。

监测血糖水平　在发生低血糖之后的几个小时内，需要密切监测血糖水平，以确保血糖水平恢复到安全范围内。

预防再次发生低血糖　遵循医生的建议，正确使用降糖药，并遵循定时定量的饮食和运动计划。

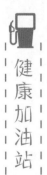
健康加油站

快速升血糖的 15g 碳水化合物常见食品清单

葡萄糖片 3~5 颗，方糖 3~4 块，脱脂牛奶 250mL，橘子汁 100mL 或苏打饼干 5~6 块。这些食物能够快速提高血糖水平，缓解低血糖的症状。

（邱　峰　周　密）

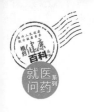

25. 为什么大家都说
二甲双胍伤肾，医生还给我用

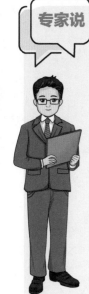

关键词

二甲双胍
乳酸性酸中毒
安全性

二甲双胍作为一种口服降糖药，在糖尿病治疗中具有重要的地位。糖尿病患者均应在确诊后开始使用二甲双胍治疗，且联合治疗的方案中也应包括二甲双胍，除非患者有肾损害的证据或风险。二甲双胍并不会对肾脏造成伤害，但如果患者的肾功能已经受损，就有可能发生乳酸性酸中毒，这种情况不建议使用二甲双胍。

专家说

美国糖尿病学会（ADA）和欧洲糖尿病学会（EASD）等权威机构的指南均推荐二甲双胍作为2型糖尿病患者的首选治疗药物。二甲双胍通过抑制肝糖异生、提高胰岛素敏感性和抑制肠道葡萄糖吸收等多种方式降低血糖，在具有良好的血糖控制效果同时，还有利于减轻体重和改善胰岛素敏感性，对糖尿病患者的整体健康状况有益。

二甲双胍是糖尿病治疗的基石，对于大多数患者来说，二甲双胍不会导致肾脏损害，乳酸性酸中毒主要发生在存在肾功能受损或其他肾脏疾病的患者中。事实上，相比于其他口服降糖药，二甲双胍被认为是肾脏安全性非常好的一种。

乳酸性酸中毒表现为呼吸困难、腹痛、肌肉痉挛、衰弱和体温降低，进而昏迷，用药过程中如果有任何疑问或不适，请及时告知医生。需要注意的是，碘造影剂检查可能增加乳酸性酸中毒的风险。因此，在进行此类检查前必须停止服用二甲双胍，在检查完成至少 48 小时后且仅在再次检查肾功能稳定的情况下方可恢复用药。

大多数患者使用二甲双胍是安全的，如果医生开具了二甲双胍，可以放心服用。患者应严格按照医生的医嘱正确使用药物并定期监测肾功能，以减少潜在的风险。

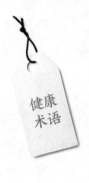

健康
术语

乳酸性酸中毒 是一种非常罕见但严重的代谢性并发症，是必须在医院治疗的急症。在肾功能不全的患者中，由于二甲双胍清除率下降，血清二甲双胍浓度升高，导致乳酸性酸中毒的风险增加。2018 年 ADA 指南指出，肾小球滤过率（eGFR）<30mL/（min×1.73m^2）是二甲双胍的绝对禁忌证。

（邱 峰 周 密）

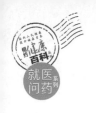

26. 为什么**胰岛素**
不是越晚使用越好

延迟胰岛素治疗可能导致血糖控制不佳，增加糖尿病并发症的风险，甚至导致胰岛功能进一步损害，因此，胰岛素并不是越晚使用越好。

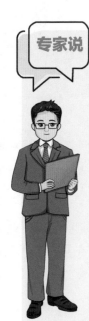

专家说

胰岛素的使用时机不是越晚越好，它取决于糖尿病患者的具体病情、胰岛 β 细胞功能、血糖控制需要以及医生的建议。胰岛素的使用时机相关指导原则如下。

1 型糖尿病　通常在确诊后立即开始胰岛素治疗。如延迟胰岛素治疗可能导致严重的糖尿病并发症，如酮症酸中毒，威胁生命。

2 型糖尿病　延迟胰岛素治疗可能导致血糖控制不佳，增加糖尿病并发症的风险，且早期使用胰岛素可以帮助减轻胰岛 β 细胞的负担，减缓胰岛 β 细胞功能的衰退，有助于保护残存的胰岛 β 细胞功能。当患者出现如下情况可尽早启用胰岛素治疗：①在生活方式调整（如饮食和运动）和口服降糖药无效或无法耐受时；②胰岛 β 细胞功能明显减退，如通过口服糖耐量试验或胰岛素释放试验显示胰岛素分泌不足时；③血糖控制不佳，如糖化血红蛋白（HbA1c）水平持续高于治疗目标时；④即使 HbA1c 尚未达到较高水平，但患者存在严重并发症风险。

特殊人群　孕妇、哺乳期女性、年轻人以及老年人可能需要更谨慎地考虑胰岛素使用时机。

总之，胰岛素的启用应在医生的指导下进行，患者应定期进行血糖监测和医学评估，以确定最佳的治疗时机和方案。

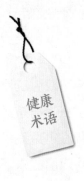

糖尿病酮症酸中毒　是一种严重的糖尿病并发症，由于胰岛素不足和血糖升高，导致体内产生过多的酮体和酸性物质，引起酸中毒。患者临床表现为呼吸深快、口渴多饮、频繁排尿、脱水、疲劳无力、食欲不振，可能伴有腹痛，严重时出现意识模糊或昏迷，这些症状应引起糖尿病患者的高度警惕，并及时寻求医疗帮助。

（邱　峰　郑晓英）

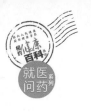

27. **二甲双胍**为什么
是治疗糖尿病的基石

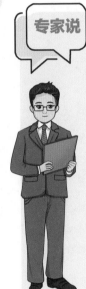

二甲双胍之所以是治疗糖尿病的基石，原因在于其控制血糖效果好、潜在益处多、循证医学证据充足、长期应用安全性高且价格低廉等。

专家说

　　无论糖尿病管理策略如何变化，新药如何层出不穷，中华医学会糖尿病学分会（CDS）、美国糖尿病协会（ADA）以及欧洲糖尿病研究学会（EASD）等权威指南均强烈推荐"若无禁忌证，则二甲双胍应作为2型糖尿病的一线首选药物，始终保留在降糖方案中，并贯穿整个治疗过程"，可见二甲双胍在糖尿病管理中的一线地位始终坚不可摧。正是二甲双胍的以下优势奠定了其基石地位。

　　血糖控制效果好　二甲双胍主要通过减少肝脏葡萄糖的输出和改善外周胰岛素抵抗而降低血糖。在同等情况下与其他类型降糖药相比，二甲双胍在降低糖化血红蛋白（HbA1c）方面优势突出。二甲双胍单药治疗疗效不佳的患者，联合其他口服降糖药可进一步获得明显的血糖改善。

　　潜在益处多　二甲双胍可以降低肥胖的2型糖尿病患者的心血管事件和死亡率。相比于其他药物，二甲双胍不会增加体重，反而有益于肥胖的糖尿病患者减轻体重。二甲双胍还可以降低癌症的发病率。

不易引起低血糖　降糖药让患者较为担心的不良反应是低血糖，如胰岛素、磺脲类（格列本脲），而二甲双胍单药治疗时发生低血糖的风险最小。

长期应用安全性高　上市100多年，广泛人群和长时间使用显示，二甲双胍本身无肝肾毒性，主要不良反应是胃肠道反应，大多数患者可逐步耐受，症状有可能消失。

价格低廉　与其他降糖药相比，二甲双胍具有更好的成本-效益比。

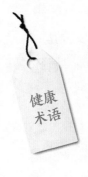

健康
术语

糖化血红蛋白（HbA1c）　是反映血糖控制情况的金标准，也是糖尿病的诊断指标之一，可以反映2~3个月的平均血糖水平。2011年世界卫生组织（WHO）建议在条件具备的国家和地区用HbA1c诊断糖尿病，诊断标准为HbA1c ≥ 6.5%。建议血糖控制良好者每6个月测定一次HbA1c，血糖控制不佳者或近期调整了降糖方案者每3个月测定一次HbA1c，对于大多数患者HbA1c的控制目标为<7%。

（邱　峰　雷　松）

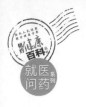

28. 可以通过服用**降糖药****减轻体重**吗

关键词

体重减轻　降糖药　二甲双胍

　　具有减轻体重作用的降糖药主要是二甲双胍，它可以通过减少肝糖输出、增加对葡萄糖的利用、抑制肠道细胞对葡萄糖的摄取、降低食欲以减少食物摄入等方式在降低 2 型糖尿病患者血糖的同时表现出减轻体重的作用。

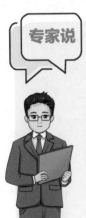

专家说

切不可通过服用降糖药来减肥。

降糖药并非都会减轻体重　在口服降糖药中，磺脲类（如格列本脲）、噻唑烷二酮类（罗格列酮）、非磺脲类促泌剂（瑞格列奈）等药物不但不能减轻体重，反而有可能增加体重。

体重减轻作用弱　对于健康人群，二甲双胍仅有轻度减轻体重的作用。研究显示，经二甲双胍单药治疗 16 周后，对于正常体重、超重、肥胖的 2 型糖尿病患者体重下降分别为 1.47kg、2.81kg、2.92kg。

不同人群体重减轻作用受益不一　二甲双胍体重减轻作用对肥胖的 2 型糖尿病患者有益；二甲双胍对于 BMI>30kg/m^2 的非糖尿病人群有益，而对 BMI 正常的非糖尿病人群受益不明显。

说明书无减肥适应证　国内外二甲双胍药品说明书中均无减肥适应证。

超重／肥胖是摄入热量多于消耗，多余热量以脂肪形式积聚在体内，导致机体总脂肪含量过多或局部脂肪含量增多及分布异常。

生活方式干预是科学减重的首选和基础措施，主要包括饮食、运动和行为三要素的干预。合理膳食是科学减重的基础，在控制总热量的基础上，坚持以谷类为主的平衡膳食模式有利于减重；每日膳食应包括谷薯类、蔬菜水果、畜禽鱼蛋奶和豆类食物，减少油、盐、糖的摄入。运动干预是科学减重的核心：有氧、抗阻、高强度间歇运动均可有效减重。维持中等强度运动（每周 150~250 分钟）即可达到适度减重的目的。当每周运动时间大于 250 分钟时，可达到明显减重并维持的效果。良好的睡眠和健康、积极的心态、有助于减重，每天睡眠时间 >7 小时有利于减重。长期心理压力可增加肥胖风险，保持良好的心理和情绪有助于保持健康体重。

（邱　峰　雷　松）

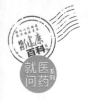

29. 为什么**痛风**发作时不能使用**降尿酸药**

关键词

痛风发作　降尿酸药　尿酸盐晶体

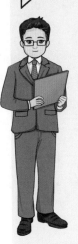

在痛风发作期间，关节和软组织已经受到尿酸盐晶体的刺激，处于炎症状态，如果此时使用降尿酸药，可能导致血液中的尿酸浓度迅速下降，关节腔内的尿酸盐晶体迅速从关节腔中析出，进一步刺激关节，加重关节炎症状和疼痛。

专家说

痛风是一种由于尿酸（嘌呤代谢的终产品）过多而引起的代谢性疾病。当血液中的尿酸浓度上升至某一特定水平时，尿酸盐晶体可以在关节液和软组织中形成，这些晶体可以刺激关节和软组织，引发炎症反应，导致痛风发作，表现为关节红、肿、热、痛，此时治疗重点是使用抗炎药减轻炎症和疼痛，如美洛昔康、塞来昔布、秋水仙碱、泼尼松或抗炎药膏/乳膏。在使用药物的同时，可以采取以下措施：立即休息，避免活动，以减少关节损伤；冷敷受影响的关节，以减轻炎症和疼痛；抬高受影响的肢体，有助于减少炎症物质的扩散。

痛风急性发作期使用降尿酸药，可能导致血液中的尿酸浓度迅速下降，但关节腔内的尿酸盐晶体并不会随之减少。因为血液中尿酸浓度下降过快，反而会促使更多的尿酸盐晶体从关节腔中析出，尿酸盐晶体析出的过程会进一步刺激关节，加重关节炎症和疼痛。此外，降尿酸药，如别嘌醇和非布司他，可能引起转氨酶升高、皮疹、白细胞减少等不良反应。在痛风发作期间使用这些药物，可能增加患者的不适。

因此，血尿酸波动可导致痛风急性发作，既往大多数痛风指南不建议在急性发作期使用降尿酸药，须在抗炎、镇痛治疗 2 周后再酌情使用。如在稳定的降尿酸治疗过程中痛风急性发作，则无须停用降尿酸药，可同时进行抗炎、镇痛治疗。

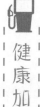

痛风发作后是否需要一直服用降尿酸药

痛风患者一旦开始降尿酸治疗，血尿酸应<360μmol/L，并长期维持；若患者已出现痛风石、慢性痛风性关节炎或痛风性关节炎频繁发作，降尿酸治疗目标则降为血尿酸 <300μmol/L，直至痛风石完全溶解且关节炎频繁发作症状改善，之后可将治疗目标改为血尿酸 <360μmol/L，并长期维持。

（邱　峰　郑晓英）

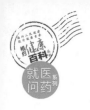

30. **左甲状腺素**是不是激素

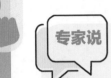

关键词

左甲状腺素

外源性激素

左甲状腺素是一种人工合成的甲状腺激素，口服后会被胃肠道吸收，进入血液循环，随后被运送到身体的各个部位，产生类似人体甲状腺激素的作用。

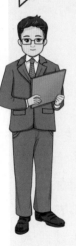

专家说

甲状腺激素是人体内重要的激素之一，是甲状腺合成和分泌的含碘氨基酸衍生物，主要包括两种类型，即三碘甲状腺原氨酸（T3）和甲状腺素（T4）。T4 是甲状腺分泌的甲状腺激素的主要形式，但它不是最活跃的形式。在体内，T4 转化为 T3，T3 才是体内甲状腺激素最具生物活性的形式。

左甲状腺素是一种人工合成的甲状腺素，也叫合成 T4，是甲状腺激素 T4 的合成形式，其化学结构与甲状腺滤泡细胞自然分泌的 T4 完全相同。它与内源性激素一样，在外周器官中被转化为 T3，然后通过与 T3 受体结合发挥特定作用。人体不能够区分内源性或外源性甲状腺素。

从严格意义上来讲，左甲状腺素属于激素类药物，但此激素非彼激素，左甲状腺素是甲状腺激素，并非老百姓所担心的大量长期应用有一定不良反应的糖皮质激素（如泼尼松、甲泼尼龙、氢化可的松、地塞米松）。左甲状腺素与正常人每天自身合成和分泌的甲状腺素一样，只要应用合理，长期使用是比较安全的。

服用左甲状腺素片的注意事项

医生会根据患者的病情、实验室检查结果以及临床检查结果为患者制订个体化治疗方案。左甲状腺素钠片应于早餐前半小时至 1 小时空腹服用，每日 1 次；从低剂量开始，每 2~4 周逐渐加量，直至达到足剂量（新生儿除外）。通常情况下，甲状腺功能减退的患者，及甲状腺部分或全部切除术后的患者，应终身服药。服药期间应定期监测甲状腺功能，若出现心悸、震颤、多汗、兴奋、失眠、严重者呕吐、腹泻、发热、体重减轻等，应减少日剂量或停药几天。一旦上述症状消失，患者应在医生的指导下重新开始药物治疗。

（邱　峰　郑晓英）

31. 长期使用**糖皮质激素**
会有哪些不良反应

糖皮质激素是一把双刃剑，在发挥治疗作用的同时也会产生诸多不良反应。糖皮质激素相关不良反应包括高血糖、高血压、电解质紊乱、体重增加、皮肤变薄、消化道溃疡、骨质疏松、睡眠障碍、感染等。

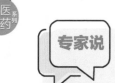

关键词

糖皮质激素 不良反应

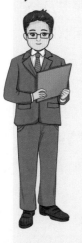

专家说

糖皮质激素的不良反应可影响多个器官或系统。

代谢和内分泌系统 糖皮质激素会引发糖、脂等代谢紊乱，表现为血糖及血脂水平升高等，使用期间应监测患者的电解质情况以及血脂、血糖水平。

皮肤和外观 即使在使用较小剂量的糖皮质激素的患者中，也发现许多涉及皮肤和外观的临床相关不良反应，如类库欣综合征症状（水牛背、满月脸）、体重增加、皮肤变薄、痤疮、轻度多毛症以及面部红斑，其中皮肤变薄和瘀斑比较常见，停药后多逐渐自行消失或减轻。

心血管系统 糖皮质激素可引起多种心血管不良反应，包括液体潴留、高血压、早发动脉粥样硬化性疾病以及心律失常。使用低剂量糖皮质激素治疗的患者心血管疾病风险可能较低或无此风险。

消化系统 可诱发或加剧胃炎、胃和十二指肠溃疡，甚至导致消化道出血或穿孔，大剂量使用激素时建议加用胃黏膜保护剂或抑酸药。

肌肉和骨骼 骨质疏松是极为常见的糖皮质激素的不良反应，主要见于儿童、绝经期女性和老年人。骨质坏死和肌病相对罕见，主要见于大剂量使用糖皮质激素时。

神经精神效应 糖皮质激素可以诱发一系列精神症状和认知症状，如睡眠障碍、心境障碍、精神病型症状等，具体取决于治疗剂量和疗程，这些症状大多轻微且可逆。

眼部 使用糖皮质激素治疗的患者发生白内障和青光眼的风险均增加，且风险与剂量相关，长期应用中到大量糖皮质激素治疗的患者应定期进行眼科检查。

免疫系统 全身性应用糖皮质激素对固有免疫和获得性免疫产生许多影响，从而造成感染风险剂量依赖性增加。

健康加油站

糖皮质激素可以治疗很多疾病，甚至是部分患者的"救命药"，医生会根据病情、患者的个体情况制订治疗方案，患者遵医嘱治疗即可，切不可因害怕不良反应而擅自停药或减量。

（邱峰 雷松）

四

消化系统
用药知识

32. 为什么服药后
大便颜色会发生改变

成人正常大便为黄褐色柱状软便，但服用某些药物后会引起大便颜色改变。如没有其他不适，大多数药物引起大便颜色改变属正常现象，可继续使用，一些药物引起的大便颜色变化需要及时就医。

影响大便颜色改变的因素有疾病因素和非疾病因素，非疾病因素包括食物和药物的影响。药物的影响有正常现象和不良反应，前者可继续用药，后者经医生评估后决定是否需要停药。

黑色大便　铋剂（胶体果胶铋、胶体酒石酸铋、复方铝酸铋等）、铁剂（硫酸亚铁、葡萄糖酸亚铁、枸橼酸铁、乳酸亚铁、富马酸亚铁、琥珀酸亚铁、右旋糖酐铁等）和药用炭都可使粪便呈黑色。药物性黑便时大便通常无光泽且隐血试验阴性。

红色大便　利福平可使粪便、唾液、汗液、泪液、尿液和其他体液变为橘红色。

黄绿色或绿色大便　服用大黄、芦荟、虎杖、何首乌、番泻叶等含蒽醌的中药制剂会使大便呈黄绿色。

关键词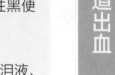

大便　颜色改变　消化道出血

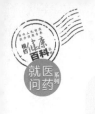

如由以上药物引起的大便颜色改变属正常现象，不必惊慌，可继续使用药物。

药物引起的不良反应　有些药物会导致胃肠道不良反应，如长期服用阿司匹林、氯吡格雷、替格瑞洛、华法林、利伐沙班、双氯芬酸钠等药物可引起消化道出血，导致黑便。如果因药物不良反应导致粪便颜色变化，或伴有明显症状，应及时就医。

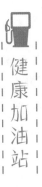

引起大便颜色改变的疾病

引起大便颜色改变的疾病有肛裂、胆囊疾病、乳糜泻、溃疡性结肠炎、克罗恩病、消化道肿瘤、憩室炎、痔疮、消化性溃疡伴出血、食管静脉曲张破裂出血、急性糜烂性出血性胃炎、食管贲门黏膜撕裂综合征、消化道血管畸形和胆道出血等。与药物导致的大便颜色变化不同，很难将一种疾病对应一种颜色，但以下特征可作为参考，出现以下情况应立即就医。

红色大便　提示下消化道出血，隐血试验阳性。

黄色大便　提示小肠感染。

白色陶土大便　提示胆汁减低或缺乏，使粪胆素减低或缺乏所致，见于各种原因的胆道阻塞。

黑色或柏油样大便　可能提示上消化道出血，隐血试验阳性。

（王　卓　陈怡君）

33. 为什么服药后
尿液颜色会发生改变

关键词

尿液 颜色改变 血尿

尿液颜色与人体中代谢产物尿色素、尿胆原等物质有关，尤与尿色素关系最为密切。饮水及尿量增多时尿色淡或无色；反之，尿少时尿浓缩呈深黄色或浓茶色。尿酸度高时颜色较深，酸度低时则颜色较浅。正常时尿液颜色为黄色、淡黄褐色或深黄色。

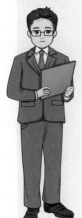

专家说

食物和药物可影响尿液颜色。药物对尿液颜色的影响多数是由于药物本身或是其代谢产物的颜色所致，并不一定代表机体发生病变，不必惊慌。一些药物导致的尿液颜色变化如下。

蓝色或绿色尿液 亚甲蓝、核黄素、阿米替林可使尿液呈蓝色或绿色。

黄色尿液 维生素 B_2 可使尿液呈黄色。

红色尿液 利福平、酚酞可使尿液呈红色。多柔比星在用药后 1~2 日内可使尿液呈红色，一般在 2 日后消失。左旋多巴可能引起尿液变色，先变成淡红色，静置后变暗。

棕色或橙棕色尿液 呋喃唑酮可使尿液呈棕色。

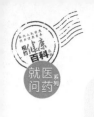

黑色尿液 甲硝唑可使尿液呈黑色。

此外，某些药物引起的尿液颜色变化可能是药物不良反应的表现，要及时就医。

黑褐色尿液 抗疟药奎宁可引起急性溶血反应，从而出现黑褐色的血红蛋白尿。若服用此药后还同时伴有发热、黄疸、贫血等症状，此尿液异常颜色可能为该药的不良反应。

血尿 保泰松、庆大霉素、丝裂霉素、万古霉素、磺胺类药物等，这些药物肾毒性较强，大量使用易损害肾小球血管，表现为血尿。

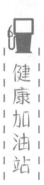

如何判断尿液颜色改变是否属于药物引起的正常颜色改变

如果发现尿液颜色发生改变，首先不要惊慌，应静心回想近期是否服用特殊药物或食品。如果服用了前述可引起尿液颜色改变的药物，一般不必担心，但是若出现以下情况时，应该尽快去医院就诊：服药期间，伴随血尿、疼痛、发热等其他不适症状；停用影响尿液颜色的药物后2~3天尿液颜色仍未恢复正常。

（王　卓　陈怡君）

34. 出现"**烧心**"症状应该怎么办

"烧心"是指胸骨后烧灼感，是胃食管反流病最常见的典型症状。如果得了胃炎、消化道溃疡等疾病，也会出现"烧心"的症状。经常反酸烧心，可能是以上疾病造成的，建议及时就医。

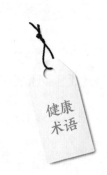

健康术语

胃食管反流病 是指胃内容物反流入食管所致的症状和 / 或并发症。

导致胃食管反流的因素

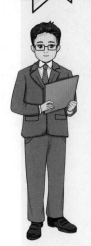

食管下段括约肌压力异常 食管下段括约肌是食管胃连接处抗反流的第一道屏障，起到防止胃内容物反流入食管的作用。食管下段括约肌松弛、食管下段括约肌静息压降低、食管黏膜受到损害，可引起胃食管反流。药物（如多巴胺、吗啡）、食物（如富含脂肪的食物、油炸食品、咖啡、浓茶）、不良生活习惯（如吸烟、酗酒）以及应激等精神刺激可引起食管下段括约肌压力异常。

疾病因素 某些疾病（如硬皮病）导致食管肌肉、神经受损时，可因蠕动障碍而导致食管清除胃内反流

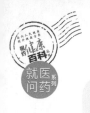

食物的能力下降。

腹压升高　举重、弯腰会致腹压明显升高，引起胃食管反流增多。

如何防治胃食管反流

根据《胃食管反流病基层诊疗指南（实践版·2019）》，改变生活方式是预防和治疗胃食管反流的基础。

（1）尽量将身体质量指数控制在 $<25kg/m^2$。

（2）改变睡眠习惯，抬高床头 15°~20°，睡前 3 小时不再进食。

（3）戒烟限酒。

（4）避免食用巧克力、浓茶、可乐、咖啡、油炸物等食物。

（5）避免服用地西泮、硝酸甘油、抗胆碱能药物（如阿托品）、钙通道阻滞剂（如硝苯地平）等药物。

（6）减少引起腹压增高的因素，如长时间弯腰劳作、穿紧身衣、便秘等。

（王　卓　陈怡君）

35. 为什么不能长期使用**泻药**

通过长期使用泻药来改善便秘会带来很多不良影响，如影响肠道自主排便功能，因此不建议长期使用。

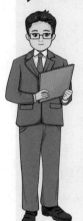

根据《老年人慢性便秘的评估与处理专家共识》，目前治疗便秘的药物有 7 类。

容积性泻药　适用于治疗轻度便秘。代表药物有麦麸、车前草、欧车前等。用药过程中应注意补充水分，以防肠道机械性梗阻。

渗透性泻药　适用于治疗轻度和中度便秘。代表药物有常用的乳果糖、聚乙二醇以及盐类泻药（如硫酸镁）。盐类泻药过量应用会导致电解质紊乱，因此建议老年人以及肾功能减退者慎用。

刺激性泻药　包括比沙可啶、蓖麻油、蒽醌类药物（大黄、番泻叶及麻仁丸等）、酚酞等。这类泻药作用强而迅速，但不良反应较多，长期应用会影响肠道水、电解质平衡和维生素吸收，引起不可逆的肠肌间神经丛损害，甚至导致大肠肌无力、药物依赖和大便失禁，蒽醌类药物还可导致结肠黑变病。酚酞可能有致癌作用，现已被撤出市场。不建议长期服用这类药物，仅建议短期或间断性服用。

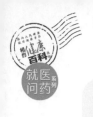

　　润滑性药物　特别适用于排便障碍型以及粪便干结、粪便嵌塞所致便秘。包括甘油、液体石蜡和多库酯钠等，可以口服或制成灌肠剂，这类泻药安全有效。

　　促动力药　主要用于排便次数少、粪便干硬的便秘。代表药物有伊托必利、莫沙必利和普芦卡必利。

　　促分泌药　代表药物有芦比前列酮、利那洛肽，通过刺激肠液分泌来促进排便。

　　微生态制剂　可改善肠道内微生态，促进肠蠕动，可作为慢性便秘的辅助治疗药物。

　　泻药并不是绝对安全的，长期盲目使用泻药，尤其是使用刺激性泻药会使肠道对刺激的敏感度越来越低，只有在强烈的刺激下结肠才会运动，导致结肠动力越来越差，长此以往会导致逐渐丧失自主排便功能。慢性便秘应进行个体化的综合治疗，治疗目标除缓解症状以外，还应恢复正常肠道动力和排便的生理功能。治疗慢性便秘不是一件容易的事情，需端正心态，接受循序渐进的治疗。

（王　卓　陈怡君）

36. **腹泻**是否需要服用**抗生素**

腹泻的治疗应根据病因选择不同的治疗方法，只有细菌性腹泻才需要使用抗生素治疗。

根据《慢性腹泻基层诊疗指南（2019 年）》，应根据病因选择不同的腹泻治疗方法。

器质性腹泻

主要针对病因治疗，也可临时选用止泻药以缓解腹泻症状。

炎症性肠病　需要使用局部和全身抗炎药，如美沙拉秦、免疫调节剂、糖皮质激素、生物制剂。

感染性腹泻　针对小肠细菌过度生长可使用抗生素，并治疗继发性乳糖吸收不良，如艰难梭菌等肠道机会性感染。

乳糜泻　应进行无麸质饮食（避免食用以大麦、小麦、黑麦等为原料的食品）以及合理补充维生素和矿物质；还应评估骨矿物质密度。

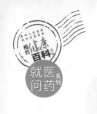

乳糖不耐受引起的腹泻　应避免服用含乳糖的食物（如奶制品、冰激凌），可使用乳糖酶补充剂。

胰腺功能不全引起的腹泻　应改良脂肪饮食，还可使用胰酶和抑制胃酸的药物。

肠系膜缺血引起的腹泻　应进行开放性手术或血管内修复术进行修复，无法耐受手术的患者可进行抗凝治疗。

胆盐引起的腹泻　可使用考来烯胺。

功能性腹泻及腹泻型肠易激综合征

常规治疗包括生活方式、情绪及饮食的调整，在医生指导下进行个体化治疗等。治疗药物包括解痉止痛药、止泻药物、调节肠道微生态药物、肠黏膜保护剂，可适量短期使用抗菌药，合理使用抗抑郁与抗焦虑药、中药等。

不同病因导致的腹泻其治疗用药是不同的，只有感染性腹泻才考虑使用抗微生物治疗，其中只有细菌性腹泻才需要使用抗生素治疗，单纯由病毒引起的腹泻不应使用抗生素治疗。

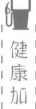

健康加油站

感染性腹泻是人体感染病原体而引起的以腹泻为主要临床表现的疾病。细菌导致的腹泻是感染性腹泻中最常见的一类。引起细菌性腹泻的病原菌种类繁多，沙门菌、致泻性大肠埃希菌、志贺菌、致泻性弧菌、弯曲菌等是引起细菌性腹泻的常见病原体。

特别提示：滥用抗菌药（包括抗生素）不仅不能治病，还会耽误病情，浪费医疗资源，更可怕的是导致细菌耐药。

（王 卓 陈怡君）

37. 如何根除**幽门螺杆菌**

幽门螺杆菌的全球感染率高达 50%。幽门螺杆菌感染与多种疾病的发生密切相关，应该如何根除幽门螺杆菌呢？

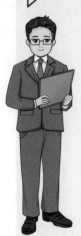

专家说

我国是幽门螺杆菌感染的高发国家，根除幽门螺杆菌有利于降低相关疾病的发生风险，减轻公共卫生负担。高剂量双联方案、三联方案、铋剂四联方案和非铋剂四联方案都可用于抗幽门螺杆菌感染治疗。目前，我国主要推荐疗程为 14 天的铋剂四联（质子泵抑制剂 + 铋剂 +2 种抗菌药）方案。伏诺拉生可替代铋剂四联方案中的质子泵抑制剂用于幽门螺杆菌感染初次和再次根除治疗。我国幽门螺杆菌对克拉霉素、甲硝唑和左氧氟沙星（氟喹诺酮类）的耐药率呈上升趋势，因此需要根据患者所在区域和抗菌药用药史选择合适的方案。

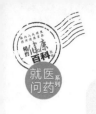

幽门螺杆菌感染根除治疗十分重要，所有接受根除治疗的患者应在治疗结束后 4~6 周复查幽门螺杆菌状态。尿素呼气试验是幽门螺杆菌感染首选检查方法。对于难治性幽门螺杆菌感染，建议选用含铋剂的四联方案，并选用足量的、适宜的抗生素，如果有条件可根据细菌培养和抗菌药药物敏感试验指导用药。

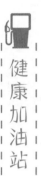

健康加油站

青霉素过敏的幽门螺杆菌感染者
如何选择根除方案

对于青霉素过敏的感染者，建议使用含四环素和甲硝唑的铋剂四联方案，或采用头孢呋辛代替阿莫西林的铋剂四联方案。同时，建议使用克拉霉素、左氧氟沙星和甲硝唑两两组合的铋剂四联方案时，使用全剂量甲硝唑。

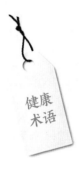

健康术语

难治性幽门螺杆菌感染　指至少连续 2 次规范的幽门螺杆菌根除治疗依然未获得成功根除的情况。我国至少有 5%~10% 的幽门螺杆菌感染属于难治性感染。

（田　泾　何　苗）

38. **益生菌**和**益生元**一样吗

益生菌是一种活的微生物，在给予足够剂量时，有益宿主健康。益生元是一种不被上消化道消化的营养物质，可直达结肠选择性刺激一种或数种生理性细菌生长增殖，从而促进宿主健康。

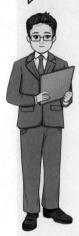

益生菌　主要由宿主正常菌群中的生理性优势细菌、非常驻的共生菌和生理性真菌组成，可以改善人体胃肠道健康，辅助治疗多种疾病。然而，益生菌在宿主体内的定植程度有明显的个体差异，同一株益生菌在不同个体肠道中的定植情况不同。因此，在购买益生菌类的保健食品时可通过阅读产品标签或说明书了解其功能，选购适合自己的产品。此外，对于患有严重感染或有免疫缺陷等疾病的患者，应遵照医生的建议谨慎使用。

益生元　是微生态调节剂的重要组成部分，通过促进常驻有益微生物的生长增进宿主健康。多数益生元被用作食品配料，如饼干、谷物、巧克力、果酱和乳制品。益生元安全性高、毒性小，个别可出现腹痛、腹泻、腹胀等消化道症状，然而随着服用时间的延长，症状会消失。

合生元是益生菌和益生元的有机组合，可改善胃肠道健康。

关键词

微生态　益生菌　益生元

如何服用益生菌

益生菌服用时间能影响活菌到达肠道的数量，多数研究推荐与食物同服，但食物温度不能过高，煮熟后放凉的燕麦片加牛奶保护效果最佳；布拉氏酵母菌基本不受食物的影响。

益生菌和抗菌药是否可以合用

益生菌为活的微生物，应避免与抗菌药同时服用，以免影响疗效。若需同时服用抗菌药，应加大益生菌剂量或错开服药时间，最好间隔 2~3 小时以上。布拉氏酵母菌、酪酸菌和芽孢杆菌制剂对抗菌药不敏感，可以与抗菌药同时服用。

如何储存益生菌

地衣芽孢杆菌、酪酸梭菌、凝结芽孢杆菌、枯草杆菌制剂可以常温保存，而其他肠道微生态制剂需要低温保存，同时注意避光、密封。

（田　泾　何　苗）

39. 好好吃饭，
还需要**补充维生素**吗

维生素是维持人体正常生理功能所必需的有机小分子，在体内不能合成或合成量极少，必须由食物供给。由于地域差异、营养不均衡等原因，我国存在多种微量营养素摄入缺乏的情况，建议易引起维生素缺乏和已出现维生素缺乏的人群补充维生素。

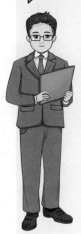

专家说

维生素是微量营养素，大部分自身无法合成，只能从外界摄取。根据其溶解性，维生素被分为水溶性和脂溶性两种，多数在近端空肠、回肠中段和末端中被吸收。因此，消化道疾病患者及胰腺功能障碍、胆汁丢失等患者易发生维生素缺乏。危重患者、烧伤患者和肝病患者等也易发生维生素缺乏。此外，生长发育、妊娠、高龄、偏食、减重手术等也可能导致维生素缺乏。维生素在孕育生命及生长发育、调节人体物质代谢、维持正常生理功能、防治疾病等方面发挥着极其重要的作用，摄入不足或吸收障碍会损害机体的正常功能，引发疾病。对于维生素摄入不足的人群，额外补充维生素可以预防营养素缺乏；对于已经出现营养素缺乏的人群，补充维生素是最快速、有效的治疗措施。值得注意的是，维生素的补充应在医生或药师的指导下进行。

关键词

膳食营养素 微量营养素 维生素

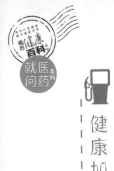

健康加油站

维生素吃得越多越好吗

按照《中国居民膳食指南（2022）》的建议，2岁以上健康个体能够满足充足营养需要，维持良好的身体健康状况，不推荐额外补充营养素。然而，由于地域差异、营养不均衡等原因导致的多种微量营养素摄入缺乏状况仍然存在。我们在补充营养素时，应注意膳食营养素参考摄入量。膳食营养素参考摄入量主要由平均需要量、推荐摄入量、适宜摄入量和可耐受最高摄入量四个指标构成。长期达到推荐摄入量水平可满足机体对该营养素的需要，但摄入量超过可耐受最高摄入量，损害健康的危险性也随之增加。

（田　泾　何　苗）

40. 乙型肝炎患者是否需要终身服药

乙型肝炎病毒（HBV）感染主要包括急性自限性感染和慢性感染（CHB）。HBV急性感染后机体可以产生有效的抗病毒免疫应答，一般无须抗病毒治疗，且长期预后良好。多数慢性感染患者需通过抗病毒治疗获得生物化学应答和病毒学应答。

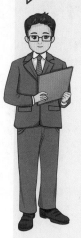

HBV 基因组和复制模式独特而复杂，使其在体内难以被清除。慢性感染时机体无法有效发挥抗病毒功能，最终导致免疫耐受状态和感染慢性化。其治疗主要包括抗病毒、免疫调节、抗炎保肝、抗纤维化和对症治疗，其中抗病毒治疗是关键，只要有适应证，且条件允许，就应进行规范的抗病毒治疗。干扰素（IFN）和核苷（酸）类似物是目前国内外公认的 HBV 治疗药物。干扰素疗程有限，血清学应答较高且应答持久，耐受性相对较差，单用干扰素进行抗病毒治疗仅对部分患者有效。相较于干扰素，核苷（酸）类似物使用方便且耐受性良好，目前约有 80% 以上接受抗病毒治疗的患者应用核苷（酸）类似物进行治疗，但其不能直接抑制 cccDNA 的转录活性，无法有效抑制病毒蛋白的表达，也难以获得持久的免疫学控制，停药后复发率高，因此绝大部分患者需要长期甚至终身服药。

多数慢性感染患者通过抗病毒治疗可获得生物化学应答和病毒学应答，即谷丙转氨酶复常、HBV DNA 持续低于检测值下限（基本的治疗终点），部分患者可获得 HBV e 抗原阴转和 / 或血清学转换并达到可靠的停药终点（满意的治疗终点），最终获得肝组织学改善并降低肝硬化和肝细胞癌的发生风险。

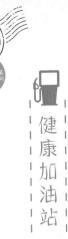

关于乙肝的常见误区

日常生活中接触乙肝患者会被传染　不会被传染！HBV 可以经垂直传播、血液传播（包括皮肤和黏膜微小创伤）和性接触传播，日常工作或生活中接触乙肝患者不会被传染。

蚊子叮咬会感染乙肝　不会！目前并未证实吸血昆虫可以传播 HBV。

成年后不需要接种乙肝疫苗　需要！乙型肝炎疫苗的接种对象主要是新生儿，其次为婴幼儿、15 岁以下未免疫人群和成年高危人群。

（田　泾　何　苗）

41. **消化不良**、胃很难受
应该怎么办

　　消化不良可分为器质性消化不良和功能性消化不良。前者经相关检查能显示具体病因，而后者指不能用器质性、系统性或代谢性疾病解释的消化不良。我国为上消化道肿瘤高发国家，消化不良时，应根据医生的指导进行相应的检查和评估。

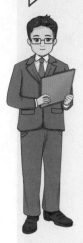

消化不良指位于中上腹的一个或一组症状，主要包括餐后饱胀、早饱、中上腹痛、中上腹烧灼感，也可表现为胀气、嗳气、恶心和呕吐。目前，仅使用罗马委员会 2016 年颁布的功能性胃肠病罗马Ⅳ标准并不能有效区分功能性消化不良与器质性消化不良。器质性消化不良应在医生的指导下进行规范治疗，功能性消化不良可根据患者不同的症状进行对症治疗。抑酸药（如质子泵抑制剂）、促胃肠动力药（如莫沙必利）、胃底舒张药、消化酶、中枢抑制药和一些中成药（如胃苏颗粒、枳术宽中胶囊、健胃消食口服液）都可以用于治疗功能性消化不良。调整生活方式也有助于功能性消化不良患者的健康。此外，针刺疗法、耳穴疗法、腹部推拿和灸法也可以用于功能性消化不良的治疗，但具体治疗方式应遵循医生的建议。

健康加油站

功能性消化不良应该怎样吃

功能性消化不良症状与食物及进食方式有关，减少和避免食用高脂饮食、辛辣或刺激性食物、粗粮、产气食物、甜食、碳酸饮料、饮酒和浓茶，规律进餐、避免过快进餐均有助于改善功能性消化不良症状。

关键词

消化不良 功能性消化不良 器质性消化不良

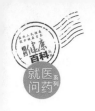

功能性消化不良的诊断标准
（罗马Ⅳ诊断标准）

具有以下 1 项或多项症状：餐后饱胀不适、早饱感、上腹痛、上腹烧灼感，且无可解释症状的器质性疾病（包括胃镜检查）证据。诊断前症状出现至少 6 个月，近 3 个月符合以上标准。

功能性消化不良分为餐后不适综合征及上腹疼痛综合征两个亚型，可以重叠出现。

（田　泾　何　苗）

五

肾脏系统
用药知识

42. 为什么医生建议长期服药的患者**定期检查肾功能**

关键词

肾功能 潜在肾毒性药物 肾功能检查

医生建议长期用药者定期检查肾功能可能基于以下考虑，一方面，长期用药可能对肾功能产生负面影响，通过监测肾功能可及早发现问题并采取相应措施。另一方面，定期检查肾功能有助于监测高血压、糖尿病、高尿酸血症等疾病对肾脏的影响，便于及时处理。总体而言，定期检查肾功能对维护患者的整体健康、及时发现并处理问题至关重要，特别是对于长期用药患者。

专家说

肾脏在药物代谢中发挥重要作用。肾小球滤过功能和肾小管排泄功能可以清除体内多余的药物，维持适当的药物浓度。肾脏参与部分药物代谢，调控其生物活性。此外，肾脏调节尿液生成，维持水、电解质平衡，影响药物的溶解和排泄。综上所述，肾脏在药物代谢、排泄和维持生理平衡中扮演核心角色，定期监测肾功能是确保用药安全、有效的关键。

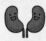 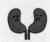

第一阶段	第二阶段	第三阶段	第四阶段	第五阶段
肾功能正常	轻度肾功能下降	中度肾功能下降	重度肾功能下降	肾衰竭

一些药物，特别是长期或大剂量使用的药物，会有潜在的导致肾损伤的风险，如非甾体抗炎药（如非那西丁）、某些降压药（如贝那普利和厄贝沙坦）、某些抗菌药（如庆大霉素）、抗肿瘤药（如紫杉醇）、抗癫痫药（如苯妥英钠）可能存在潜在的肾毒性；使用这些药物时，医生会根据患者情况进行肾功能监测并据此调整用药方案。遵循医嘱用药和监测，一般不会出现肾损伤，因此患者无须过度担心。

目前，临床主要通过血常规（血肌酐、尿素氮、尿酸等）、尿常规和影像学等方法检查肾功能。肾功能的检查和评估能帮助医生评估肾功能，为早期发现和干预肾功能异常、慢性肾病等奠定基础。

（赵志刚　张珞妃）

43. 肾病患者用药应注意什么

肾病患者用药应谨慎。个体化的治疗方案、定期检查肾功能、合理的饮食管理以及与医生、药师的密切合作，是确保肾病患者用药安全有效的重要环节。

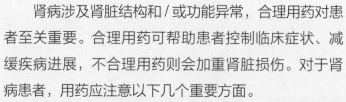

肾病涉及肾脏结构和/或功能异常，合理用药对患者至关重要。合理用药可帮助患者控制临床症状、减缓疾病进展，不合理用药则会加重肾脏损伤。对于肾病患者，用药应注意以下几个重要方面。

首先，应注意选择药物品种。肾病患者应尽量选用对肾脏友好的药物，避免使用潜在的肾毒性药物，如非那西丁、庆大霉素。

其次，肾病患者的肾功能存在个体差异，并受年龄、患病时间等因素的影响，应定期检查肾功能并根据肾功能情况调整用药方案。基于肾小球滤过率（GFR），可以将肾功能分为五阶段，其对用药方案调整具有重要影响。阶段 1 [GFR ≥ 90mL/（min·1.73m^2）]：通常无须调整常规药物用药方案；阶段 2 [GFR 60~89mL/（min·1.73m^2）]：适度调整部分药物剂量；阶段 3 [GFR 30~59mL/（min·1.73m^2）]：多数药物需要调整用药剂量，有时需要延长给药间隔；阶段 4 [GFR 15~29mL/（min·1.73m^2）]：显著减少许多药物剂量，部分药物需要避免使用；阶段 5 [GFR<15mL/（min·1.73m^2）或透析]：部分药物需要避免使用，部分药物可能需要根据透析情况进行调整。

再次，多药共用的肾病患者需要特别谨慎，不同药物之间可能存在相互作用，影响药物在体内的代谢和排泄，导致肾损伤发生概率增加。因此，患者在就医时应充分告知医生和药师正在使用的所有药物，包括处方药、非处方药以及营养素补充剂，以便医生和药师更好地评估患者的用药情况。

最后，在日常生活中，饮食和水分摄入也是肾病患者需要重点关注的问题。合理的饮食有助于控制高血压、水肿等症状，从而降低肾脏的负担。限制盐分、高磷食物的摄入，增加蛋白质的选择性摄入，都是饮食管理的关键。

总体而言，肾病患者用药应谨慎，通过综合的治疗管理，肾病患者可以更好地维护肾功能，减轻症状，提高生活质量。

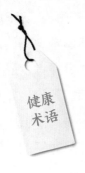

药品不良反应 是指合格药品在正常用法用量下出现的与用药目的无关的有害反应。

（赵志刚　张珞妃）

44. 为什么**肾病**患者容易**缺钙**

肾病患者容易缺钙，这一现象往往与肾脏的功能异常紧密相关。肾脏在维持体内电解质平衡和骨骼健康方面至关重要，因此，当肾功能受损时，可能会引发一系列问题，其中包括缺钙。

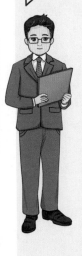

肾病患者为什么会缺钙　钙是人体内重要的矿物质，其对骨骼健康、神经传导、肌肉收缩等生理过程至关重要。肾脏在维持体内钙平衡中扮演着关键角色，通过调控尿液中的钙排泄和重新吸收，确保血液中的钙水平适宜。具体而言，肾脏可以通过肾小管调节尿液中的钙排泄，激活维生素 D 以促进肠道对钙的吸收，通过感知调控血清钙浓度等方式调控钙平衡。肾功能受损可能导致这些调控机制失衡，尿中钙排泄增加、维生素 D 活性不足，或对血清中钙的调控出现问题，最终导致缺钙。此外，在肾病患者中还应注意药物对血钙的影响。部分治疗肾病的药物，如噻嗪类利尿剂氢氯噻嗪，长期使用可导致血钙降低。肾病患者可能伴随慢性炎症状态，这也可能对钙的代谢产生负面影响。

肾病患者应该如何预防缺钙　预防缺钙的关键在于维持良好的肾功能和采取合适的生活方式。建议肾病患者定期进行相关检查，包括血钙水平和肾功能评估，有助于早期发现并处理缺钙问题。保持均衡膳食对于肾脏健康非常重要，尤其是适量摄入蛋白质和钙，来源包括奶制品、豆腐和鱼类。此外，建议维持适当的液体摄入，因为充足的水分有助于预防结石形成，维护尿液中的电解质平衡，对肾脏健康有积极影响。如果患者同时患有高血压或糖尿病，积极控制血压和血糖水平有助于减轻对肾脏的负担。此外，适度运动有助于血液循环和肾脏保护，戒烟限酒也有助于降低患上慢性肾病的风险。

总的来说，肾病患者容易出现缺钙问题，需要综合性的预防和治疗策略。患者在用药和生活方式方面都应该密切遵循医生的建议，以确保肾功能尽可能得到维护，从而降低缺钙的发生风险。

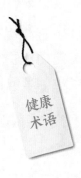

钙平衡 是指在生物体内，维持体液和细胞内外的钙离子浓度相对稳定的生理过程。

（赵志刚　张珞妃）

45. 医生为什么建议
肾移植患者做好防晒

肾移植是治疗末期肾病最有效的方式，然而接受肾移植的患者在术后需要长期使用免疫抑制剂。免疫抑制剂多为光敏感性药物，因此医生通常建议肾移植患者做好防晒，以减少对皮肤的不良影响。

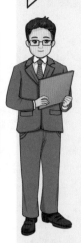

肾
移
植

紫
外
线

防
晒

肾移植患者为什么要防晒　首先，肾移植患者需要长期使用免疫抑制剂，目的是抑制免疫系统，减少对新肾脏的排斥反应。然而，这些药物同时也会使患者的皮肤对紫外线更为敏感。紫外线是阳光的一种组成部分，长时间暴露在紫外线下可能导致皮肤损伤、晒斑、皮肤癌等问题。其次，由于肾移植患者免疫系统受到抑制，皮肤的自我修复能力相对较弱，晒伤后的皮肤恢复更为缓慢，容易发生色素沉着和瘢痕形成。因此，肾移植患者需要重视防晒，维护皮肤健康。

肾移植患者需要采取哪些防晒措施

选择合适的防晒霜　选用防晒指数较高的防晒霜，同时要注意患者是否对其过敏。最好选择物理防晒霜，其主要成分为氧化锌或二氧化钛，能够在皮肤表面形成一层薄膜，反射紫外线，减少对皮肤的直接伤害。

避免在紫外线强烈的时段外出　尽量避免在紫外线强烈的时段进行户外活动，尤其是在夏季。

穿戴防晒衣物　戴遮阳帽，穿长袖衣服和长裤等可以减少紫外线对皮肤的直接照射。

定期体检　对于肾移植患者，定期进行皮肤检查非常必要，这样做可以及时发现潜在的皮肤问题，尤其是可能的恶性病变。

养成良好的生活习惯　戒烟、限酒、保持健康的生活方式有助于提高免疫系统的整体健康水平，减少对免疫抑制剂的依赖，能在一定程度上增加皮肤的抵抗力。

总体而言，医生建议肾移植患者做好防晒，是出于对患者整体健康的考虑。通过科学的防晒措施，肾移植患者可以更好地保护自己的皮肤，减少日后皮肤问题的发生，提高生活质量。同时，在日常生活中肾移植患者需要综合考虑免疫系统抑制和皮肤保护的平衡，确保长期的身体健康。

（赵志刚　张珞妃）

46. 肾移植术后高血压患者如何进行自我管理

肾移植为终末期肾病患者提供了生的希望。然而，术后高血压是一个常见的挑战，需要患者积极参与自我管理以确保身体的整体健康。

关键词

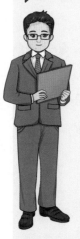

肾移植术后 高血压 自我管理

专家说

在肾移植术后，高血压是需要长期管理的问题。合理的自我管理对维护肾脏健康至关重要。肾移植术后高血压的降压管理涉及非药物治疗和药物治疗两个方面。

非药物治疗

改变生活方式 非药物治疗以改变生活方式为前提，主要措施包括低盐饮食、适度进行有氧运动、戒烟、限酒、控制体重、减轻精神压力和保持心理平衡等。

手术治疗 因移植肾动脉狭窄而出现高血压的患者，可通过介入手术放置动脉内支架或通过开放手术等方式治疗高血压。

定期测量血压 术后患者应密切监测血压。根据《中国实体器官移植术后高血压诊疗规范（2019年版）》建议，肾移植后高血压患者的目标血压应维持在 130/80mmHg 以下。

定期随访 患者应定期进行随访，医生将根据患者的实际情况调整治疗方案，确保术后高血压得到有效控制。

药物治疗

药物治疗是管理术后高血压的关键。《2017美国成人高血压预防、检测、评估和管理指南》中建议，钙通道阻滞剂是肾移植术后高血压患者首选的降压药，如硝苯地平、氨氯地平和维拉帕米。其他常用的降压药包括β受体拮抗剂（美托洛尔）、血管紧张素转换酶抑制剂（卡托普利）和血管紧张素Ⅱ受体拮抗剂（氯沙坦）等，应在医生的指导下用药。

肾移植术后为什么会出现高血压

肾移植术后出现高血压的原因主要包括以下几个方面。首先，使用免疫抑制剂是为了防止新肾脏的排斥反应，但一些免疫抑制剂的不良反应包括引起血压升高，尤其是类固醇和钙调磷酸酶抑制剂。其次，新肾脏的功能可能无法完全调节体液平衡，导致液体潴留和高血压。最后，慢性排斥反应和基础疾病可能影响血压。围手术期应激也是潜在的原因。总之，及时监测和管理对于控制高血压、维护心肾功能至关重要。

（赵志刚　张珞妃）

47. 如何正确认识
免疫抑制剂

免疫抑制剂是一类重要的药物，广泛应用于器官移植、自身免疫性疾病等的治疗。正确认识并合理使用免疫抑制剂至关重要。

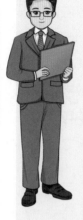

关键词

免疫抑制剂 正确认识 合理使用

功能作用 免疫抑制剂的核心功能是抑制免疫系统，防止器官移植时的排斥反应或自身免疫性疾病的过度免疫反应。

权衡利弊 免疫抑制剂的使用既有治疗效果，也会伴随一些潜在风险，如感染、肾功能受损等。应根据具体情况权衡风险与效益后制订个性化的治疗方案。

药物选择与监测 不同的免疫抑制剂有不同的作用机制和不良反应。需要根据具体病情、器官状况以及与其他药物的相互作用等因素进行科学合理的选择。同时，在用药期间应进行定期监测，以及时发现并处理可能的不良反应。

对生活方式的影响 免疫抑制剂的使用可能使患者更容易受到感染，因此在日常生活中，避免接触潜在的感染源、保持良好的卫生习惯尤为重要。此外，保持健康的生活方式，包括合理饮食、适度运动，对提高机体整体免疫力也有积极作用。

医患沟通 用药过程中如有不适，应及时咨询医生，以便及时调整治疗计划。

总之，免疫抑制剂是一把"双刃剑"，一面是其抗排斥反应的疗效，另一面则是其不良反应，正确认识免疫抑制剂是科学合理应用免疫抑制剂的前提。正确使用免疫抑制剂，能在提高治疗效果的同时减少潜在的不良影响。此外，医患沟通对正确认识免疫抑制剂也至关重要。

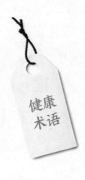

免疫抑制剂 是一种可抑制机体异常免疫反应的化学类药物，临床上主要用于治疗炎症性或自身免疫性疾病，常见的有环孢素、他克莫司、硫唑嘌呤、甲氨蝶呤、环磷酰胺、吗替麦考酚酯等。

（赵志刚　张珞妃）

48. 肾移植术后如何管理骨质疏松

肾移植是治疗末期肾病的有效手段，但患者常面临骨质疏松的风险，给患者的骨骼健康和生活质量带来挑战。肾移植术后如出现骨质疏松则需要进行科学管理。

使用免疫抑制剂会导致钙负平衡和骨密度减少，是肾移植术后出现骨质疏松的主要原因。为了有效管理肾移植术后的骨质疏松，应该注意以下几个方面。

个体化使用免疫抑制剂 应结合自身免疫状态和骨质疏松风险，根据医生的建议使用合适的免疫抑制剂。

肾移植术后 骨质疏松 管理策略

饮食和营养干预　鼓励患者保持均衡饮食，摄入足够的钙和维生素 D。

定期检查　肾移植术后患者需要定期检查血清钙、磷和骨密度等指标，以及时调整治疗方案。

运动和康复　适量的有氧运动和骨密度训练可促进骨骼强度，减缓骨质疏松的进展。

药物治疗　常用药物有钙剂、维生素 D、降钙素、双膦酸盐等。

性激素替代治疗　必要时考虑性激素替代治疗以维持激素水平的平衡。

及时就医　积极咨询医生，共同制订个性化的管理计划，确保在维持免疫系统平衡的同时最大程度地减轻骨质疏松的风险。

肾移植术后骨质疏松患者需要加强监测和自我管理。通过综合运用药物治疗、饮食调整、定期检查和康复等措施，可以更有效地降低骨质疏松的风险，提高生活质量。

健康加油站

肾移植术后为什么会出现骨质疏松

肾移植术后骨质疏松的发生与多个因素密切相关。首先，免疫抑制剂，尤其是长期使用糖皮质激素，可能对骨密度产生负面影响。其次，患者可能面临激素水平波动，特别是性激素水平波动，对骨骼健康造成不良影响。营养不良也是一个重要因素，慢性病和药物可能导致身体缺乏某些必要的营养素。新肾脏可能无法完全调节体液平衡，导致液体潴留，进一步影响骨骼健康。围手术期应激反应也可能对骨密度产生不利影响。此外，慢性排斥反应和患者的基础疾病与骨质疏松的发生也有一定关联。

（赵志刚　张珞妃）

49. 透析患者如何选择口服铁剂

透析过程不可避免会出现失血和铁损失，同时慢性肾病本身容易导致贫血，因此透析患者通常需要补充铁剂。

专家说

铁剂可分为静脉铁剂（右旋糖酐铁、蔗糖铁等）和口服铁剂（琥珀酸亚铁、枸橼酸铁等）两大类。《铁剂在慢性肾脏病贫血患者中应用的临床实践指南》推荐腹膜透析患者优先使用口服铁剂，若口服铁剂不耐受或无效，则转为静脉铁剂；建议血液透析患者常规选择静脉铁剂治疗，当存在严重活动性感染、

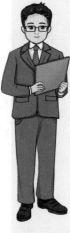

过敏等静脉铁剂禁忌证时，可权衡利弊后选用口服铁剂。

透析患者在选择口服铁剂时需要考虑以下因素。

铁剂类型 亚铁盐较三价铁口服吸收更好，一般首选亚铁制剂，如琥珀酸亚铁。但与三价铁（右旋糖酐铁分散片）相比，亚铁盐的胃肠道不良反应发生率更高，应结合自身情况选择。

剂型差异 液体剂型、颗粒剂较片剂、胶囊更便于调整剂量，方便儿童使用。口服缓释亚铁盐较常释剂型不良反应少，胃肠道耐受良好，给药频次少，依从性高。

不良反应 口服铁剂可引起胃肠道不适，如便秘或腹泻。若不能耐受，应及时就医。

与其他药物的相互作用 口服铁剂时，建议避免使用钛酸钙、维生素C、四环素类（替加环素）和氟喹诺酮类（环丙沙星）等药物。

定期监测 在口服铁剂治疗期间，患者应定期进行血液检查，以评估贫血状况和铁储备情况，确保治疗安全、有效。

总体而言，透析患者在选择口服铁剂时应与医生充分沟通，遵循个性化的治疗原则。

贫血的分级标准

根据《成人缺铁性贫血患者血液管理专家共识》，男性血红蛋白 <120g/L，女性血红蛋白 <110g/L 为贫血。依据血红蛋白浓度值，贫血可分为 4 级。

轻度贫血：血红蛋白低于正常值，但高于 90g/L；中度贫血：血红蛋白在 60~90g/L，可出现疲劳；重度贫血：血红蛋白 <60g/L，症状加重，如出现头晕、呕吐；极重度贫血，血红蛋白 <30g/L，此时患者需要紧急输血，否则可能有生命危险。

（赵志刚 张珞妃）

六

五官及皮肤科
用药知识

50. 多种**眼药水 / 眼药膏**
联合治疗时应如何正确使用

关键词

在使用多种眼药水或眼药膏时，需要遵循一定的使用顺序，以确保药物能够充分发挥作用，避免可能的相互作用或不良反应。

专家说

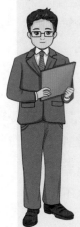

由于结膜囊的容量有限，同时使用多种眼药水会导致药液过多而溢出，药效降低。所以，在共用两种及以上眼药水时，不同药品之间应至少间隔 5 分钟，以保证药液在眼部充分吸收。双眼点药时，要先滴健眼再滴患眼。

眼药水和眼药膏同时使用时，由于眼药水在结膜囊内停留时间短，需要多次使用，而眼药膏在结膜囊内停留时间长，与眼表结构的接触时间更长，药效更持久。因此，应先使用眼药水，间隔 10~20 分钟后再使用眼药膏。

水溶性、混悬性和油溶性眼药水合用时，应该先用水溶性眼药水，再用混悬性眼药水，最后用油溶性眼药水。混悬性眼药水使用前应先摇匀。

眼药水 眼药膏 使用顺序 正确用法

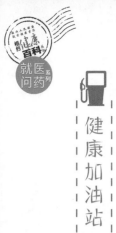

眼药水的正确使用方法

1. 在使用眼药水前，应仔细核对药名、浓度及类型，以免发生误滴。

2. 使用眼药水前应洗净双手，有条件时应用75%的酒精消毒手指。

3. 头部稍后仰或平卧，眼向上注视，用手指轻轻下拉下眼皮，暴露下结膜囊，将一滴眼药水滴入（挤入）结膜囊内（避免将药液直接滴于黑眼珠上），再轻轻提起上眼睑。

4. 使用眼药水之后，双眼轻轻闭合2~3分钟，同时用手指轻轻按住靠近鼻侧的内眼角3~5分钟，防止药液顺着鼻泪管流入鼻腔。可用干净的纸巾或者棉球擦掉流出的多余药液。

5. 使用眼药水时瓶口不要接触眼睛或其他物品，要保持睁眼。同时在使用眼药水之后要立刻将盖子合上，以免眼药水被污染。使用被污染的眼药水不但不能起到治疗效果，反而会造成伤害。

6. 正常情况下，结膜囊最多可以容纳 20μL 药液，常用的眼药水一滴为 30~50μL，超过了正常容量，因此会有约一半的药液从结膜囊溢出，因此每次一滴就足够了，多滴无益，超量严重时还可能产生中毒现象。儿童的眼内容量通常比成人更小，使用时应该特别注意。

（王家伟　徐姗姗）

51. 为什么不建议
随意使用眼药水

眼药水不可随意使用。不同的眼药水具有不同的适应证，如果随意使用，不仅不能缓解眼部不适，反而可能加重病情，或产生不良反应。

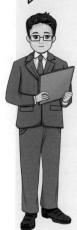

不同种类眼药水的适应证和适用人群不同。首先应该明确导致眼睛不适的原因，根据不同的病因和人群在医生的建议下选择适宜的眼药水，并严格按照说明书或医嘱使用。比如抗生素类眼药水只适用于细菌感染，若为病毒感染或者过敏引起的不适，使用抗生素类眼药水不仅无助于缓解不适，可能还会造成眼表损伤。

任何眼药水都应按规定的正确频率和治疗时间使用，过度使用可导致不良反应。如长期使用激素类眼药水，可能导致青光眼、白内障等，还可能继发严重的眼部感染，包括角膜真菌感染等。因此，当眼部有疾病或不适时，建议到医院就诊，通过相关检查，明确病因，由医生开具对症的眼药水进行治疗。只有正确使用眼药水，才能有效治疗眼部疾病，缓解眼部不适。

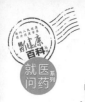

就医问药系列

常用眼药水的分类、临床应用和代表药物

分类	临床应用	代表药物
抗感染药	细菌性眼部感染	氧氟沙星滴眼液、左氟沙星滴眼液、妥布霉素滴眼液
	真菌性眼部感染	那他霉素滴眼液
	病毒性眼部感染	阿昔洛韦滴眼液、更昔洛韦滴眼液
抗过敏药	过敏性结膜炎等	奥洛他定滴眼液、吡嘧司特钾滴眼液
降眼压药	青光眼	马来酸噻吗洛尔滴眼液、布林佐胺滴眼液
激素类药物	对类固醇敏感的眼部炎症的短期治疗(如过敏性结膜炎)	醋酸泼尼松滴眼液、氟米龙滴眼液
组织粘连与干眼治疗药	补充泪液,缓解眼部不适	玻璃酸钠滴眼液、聚乙烯醇滴眼液
散瞳药	用于眼底或屈光度的检查	阿托品眼用凝胶、复方托吡卡胺滴眼液
其他类	白内障	吡诺克辛钠
	角膜上皮损伤或干眼的生物制品类	牛碱性成纤维细胞生长因子滴眼液/眼用凝胶

防近视能靠眼药水吗

（王家伟　徐姗姗）

52. 为什么**眼药水** 开封后**保质期**会变短

关键词

眼药水 保质期 开封

很多人认为眼药水开封后只要没超过保质期就可以一直使用，虽然大部分眼药水有效期为 1~3 年，但开封后通常最多可使用 4 周，少数眼药水开封后只能使用一次、一天或者一周，具体可使用时间请参照药品说明书。

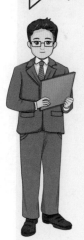

眼药水包装上的有效期并不等于开封后的有效期。眼药水包装上所标注的有效期是指眼药水未开封状态下的保质期。眼药水作为无菌制剂存在一定的特殊性，开启后通常不能长期使用。《中华人民共和国药典》对眼用制剂、涂剂等规定：启用后，最多可使用 4 周。如果在开封后使用过程中发生颜色改变或出现异味、颗粒以及有混浊、沉淀物产生，应立刻丢弃。这是因为眼药水开封后，极易在使用和保存过程中被泪液及空气中的微生物污染，被污染的眼药水很容易导致眼部的继发性感染，同时，开封 4 周后，眼药水中的有效成分可能部分挥发，导致药效下降或消失。

眼药水从保质能力上分为两种，可以从包装上进行区分。多剂量包装的眼药水，一般 5~10mL 一瓶，通常含有抑菌剂，俗称防腐剂，如苯扎氯铵、羟苯乙

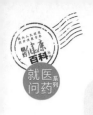

酯、醋酸苯汞、三氯叔丁醇、硫柳汞。因含有抑菌剂，可以在一定程度上抑制细菌生长，这就允许眼药水在开封后有一定的使用时间。但是，随着开封后眼药水暴露于空气或使用时瓶口触碰到眼睛，导致眼药水中细菌不断繁殖、增加，可使眼药水发生变质，故眼药水自首次开封后使用时间一般不超过 4 周，除非说明书另有规定。单剂量包装的眼药水，一般未添加防腐剂。因此开封后对于空气中飘浮的细菌和病毒没有任何抵抗能力。每小支仅限一次用量，即便未使用完也应及时丢弃。具体开启后保存多久，还需要关注所使用的眼药水的说明书，一般会在"注意事项""贮藏""有效期"等项目中说明开封后的保存时限。

（王家伟　徐姗姗）

53. 眼药水应该滴在黑眼球上吗

眼药水不应该滴在黑眼球上。主要原因是眼药水会对眼球带来刺激，引起反应性闭眼，从而导致药效下降，达不到治疗效果。

眼球是由角膜、晶状体、玻璃体、视网膜等组成的，通常大家所说的黑眼球，其实是角膜的位置。角膜位于眼球的最前端，其表面被泪膜覆盖。角膜上分布着众多神经末梢，包括三叉神经眼支的分支，而泪腺的感觉纤维正是三叉神经眼支的分支。因此，角膜接触到任何一点刺激，都会引起不自觉眨眼、流泪。把眼药水直接滴在黑眼球上容易造成频繁眨眼，使药液流失而降低疗效。有些药物直接接触黑眼球时，还可能对眼球造成药物性损伤，如含激素的眼药水滴在黑眼球上会影响位于瞳孔附近的小梁细胞，激素会使小梁细胞变异，堵塞眼睛的排水管，而眼睛里每时每刻都在产生房水，房水无法循环就会过量充盈，使得眼内压升高，眼睛后方的视神经被压迫，造成眼压升高，最终引起青光眼。

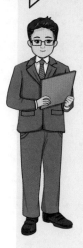

关键词

眼药水　黑眼球　药物性损伤

健康加油站

眼睛的结构

眼睛由眼球、保护眼球的附属器官和视路组成，眼球近似球形，分为眼球壁和眼球内容物两部分。眼球壁分为 3 层，最外层为纤维膜，其前部 1/6 为透明的角膜，在反射了虹膜的颜色之后呈现黑褐色，透过角膜可以看到"黑眼球"；后 5/6 为瓷白色不透明的巩膜，就是我们看到的"白眼球"；中间层为血管膜，由前向后分别称为虹膜、睫状体和脉络膜；内层为视网

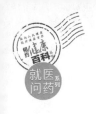

膜，是一层薄而透明的神经组织，是眼睛的感光系统，其后极部中央有一无血管的凹陷区，称为黄斑，是视觉最敏感的部位。眼球内容物主要有晶状体、玻璃体和房水，它们都是无色透明的，和角膜共同构成眼的屈光系统。眼附属器包括眼眶、眼睑、结膜、泪器、眼外肌五部分。眼外肌的作用就是使眼球运动并保护眼球。视路是指视觉信息从视网膜光感受器到大脑视觉中枢的神经传导通路。

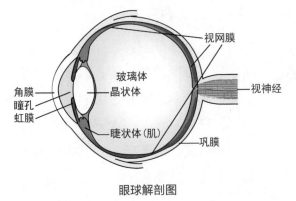

眼球解剖图

（王家伟　徐姗姗）

54. 过敏季如何应对 "泪流不止"

一到过敏季，有些人就开始眼痒、流泪，出现季节性过敏性结膜炎，无论是成人还是儿童都会十分痛苦。如何预防和治疗过敏性结膜炎呢？

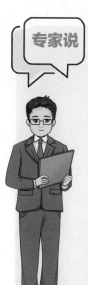

专家说

过敏性结膜炎的治疗原则包括脱离过敏原、减轻患者症状和体征、健康教育。对于大多数患者，主要以缓解眼痒、眼红等不适为主；对于长期发作或病情迁延的患者，则以控制炎性反应状态为主。

在脱离过敏原和健康教育方面，应尽量避免或减少接触过敏原、改善生活环境，有助于缓解和控制过敏性结膜炎病情。尘螨过敏者应保证室内清洁，定期除螨；花粉过敏者则需要在花粉季尽量采取保护措施。空气污染严重时，患者应适当减少户外活动时间。除此之外，眼部清洁及冷敷能在一定程度上减缓眼痒等不适。

药物治疗方面，过敏性结膜炎患者可通过药物控制炎症反应，包括抗组胺药（0.05% 依美斯汀滴眼液）、肥大细胞稳定剂（0.1% 吡嘧司特钾滴眼液、2%或 4% 色甘酸钠滴眼液）、抗组胺药及肥大细胞稳定剂双效药物（0.1% 奥洛他定滴眼液、0.05% 氮卓斯汀滴眼液、0.05% 酮替芬滴眼液）、糖皮质激素（0.1%地塞米松滴眼液、1% 泼尼松滴眼液）、免疫抑制剂（0.1% 他克莫司滴眼液、1% 环孢素滴眼液）。其他药物，如人工泪液、缩血管药物、非甾体抗炎药也可以缓解患者的部分症状。

关键词

过敏性结膜炎 预防 药物治疗

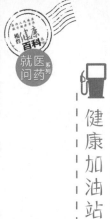
过敏性结膜炎

过敏性结膜炎是结膜对过敏原刺激产生超敏反应所引起的一类疾病。根据是否存在增生性改变、复杂的特应性皮炎、异物机械性刺激，过敏性结膜炎可分为五种亚型：季节性过敏性结膜炎、常年性过敏性结膜炎、春季角结膜炎、巨乳头性结膜炎及特应性角结膜炎。

过敏性结膜炎的典型症状为眼痒、异物感及结膜囊分泌物增多。多数过敏性结膜炎患者主诉眼痒，少数患者主诉异物感。过敏性结膜炎患者结膜囊分泌物以白色黏液性分泌物为主。儿童患者可表现为揉眼或频繁眨眼。

（王家伟　徐姗姗）

55. 服药后起**皮疹**
是不是因为药物

服药后皮肤上出现皮疹，可能是药物引起的药疹，也可能是风疹、玫瑰糠疹、接触性皮炎等其他皮肤损害疾病，需要进行鉴别诊断并立即处理，以免引起更大的伤害。

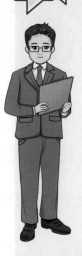

什么是药疹 药疹，亦称药物性皮炎，属于药物的皮肤不良反应，指药物通过口服、注射、吸入等各种途径进入人体后引起的皮肤黏膜炎症性皮损，严重者可累及机体的其他系统。根据临床表现、皮损形态的相似性可以对大部分药疹类型进行命名，如麻疹型、荨麻疹型、紫癜型、痤疮型，其中麻疹型是最常见的药疹。

容易引起药疹的药物 比较容易在服用后发生药疹的药物包括：①抗菌药，如青霉素、头孢菌素类；②非甾体抗炎药，如阿司匹林、保泰松等；③抗癫痫及镇静催眠药，如苯巴比妥、苯妥英钠、卡马西平；④抗痛风药，如别嘌醇等；⑤中草药。由于药疹的临床表现与荨麻疹、接触性皮炎等表现比较相似，所以通过单纯的皮肤表现很难判断是否为药疹。医生会根据患者的病史、皮肤表现，结合必要的辅助检查进行综合判断，只有这样才能有效避免药疹带来的不良影响。

药疹的治疗 如果确诊为药疹，首先停用所有可疑的非必需的致敏药物，通过多饮水或静脉输液促进药物排出，尽快消除药物反应。轻型药疹通常在停药后症状可逐渐缓解，以外用药治疗为主，如急性期红肿可外用炉甘石洗剂，糜烂渗出多可外用3%硼酸溶液或0.1%依沙吖啶溶液湿敷。除糜烂性皮损外，均可外用糖皮质激素制剂，如丁酸氢化可的松乳膏、糠酸莫米松乳膏、卤米松乳膏，通常情况下皮损可在2周内完全消退。重症药疹患者可因治疗不及时或出现并发症引起死亡，必须高度重视，应早

关键词

皮疹 药物 过敏

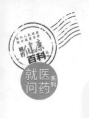

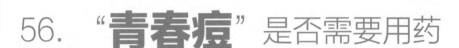

期诊断、及时评估患者病情的严重程度，建议尽快转诊到具备相关诊疗条件的上级医院皮肤科住院治疗。

（王家伟　徐姗姗）

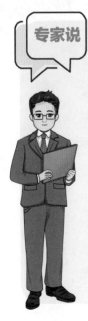

关键词

痤疮　外用药物　系统治疗

56. "青春痘"是否需要用药

"青春痘"，医学规范名词为寻常痤疮，是一种累及毛囊皮脂腺的慢性炎症性皮肤病，好发于青春期男女。药物是痤疮治疗的首选，需要在医生和药师的指导下根据疾病分级/分度选择合适的药物。

专家说

痤疮的基础治疗是外用药物治疗。轻度及轻中度痤疮以外用药物治疗为主，中重度及重度痤疮在系统治疗的同时辅以外用药物治疗。治疗痤疮的药物包括维A酸类、过氧化苯甲酰、抗菌药、抗雄激素药和糖皮质激素。

外用维A酸类是轻度痤疮维持治疗的首选，包括异维A酸、阿达帕林等，其中阿达帕林凝胶耐受性好，可作为首选。过氧化苯甲酰凝胶是中度痤疮治疗的首选。系统治疗药物中，中度及重度痤疮外用治疗不佳者可选择抗菌药中的四环素类，首选米诺环素和多西环素。四环素类药物不能耐受或有禁忌证时，可考虑大环内酯类，如红霉素。口服异维Ａ酸可用于中度及重度寻常痤疮伴严重皮脂溢出、有瘢痕或瘢痕形成倾向、经抗菌药足疗程治疗后仍复发的重度患者及暴发性痤疮等。伴高雄激素表现的女性患者可选择抗雄激素药，如炔雌醇环丙孕酮、螺内酯和丹参酮。糖皮质激素包括口服甲泼尼龙、泼尼松及注射的曲安奈德等，可用于治疗中重度痤疮和暴发性痤疮。

除药物治疗外，物理与化学治疗，包括红蓝光、光动力、激光、强脉冲光、化学剥脱等治疗，可作为寻常痤疮辅助或替代治疗以及后遗症治疗的选择。

健康加油站

"青春痘"与科学护肤

痤疮患者皮肤常伴有皮脂溢出，需要选用控油保湿清洁剂。但要避免过度清洁，每天洁面次数 <3 次。清洁后，根据皮肤类型选择相应的护肤品，油性皮肤宜选择控油保湿类；混合性皮肤应分区护理，T 区选择控油保湿类、两颊选择舒缓保湿类。过度清洁或使用维Ａ酸类、过氧化苯甲酰等，以及物理、化学治疗后护理不当，易损伤皮肤屏障，导致敏感性皮肤，宜配合使用舒缓、修复类功效性护肤品。此外，应谨慎使用粉底、隔离霜、防晒及彩妆产品，避免发生化妆品性痤疮。

（王家伟　徐姗姗）

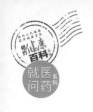

57. 激素类药膏
如何使用才安全

关键词

激素 外用 安全性

激素类药膏作为治疗皮肤病的重要药物，在缓解皮肤症状的同时，也存在一定的危害性。因此，正确使用激素类药膏非常重要。

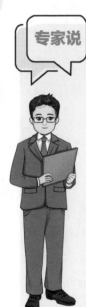

专家说

与口服激素相比，外用激素的不良反应要小得多，但也不容小觑。使用激素类药膏时，应当谨遵医嘱，按照正确的方法和注意事项使用，注意观察药效和不良反应。正确使用激素类药膏，要注意以下几点。

选择合适的激素类药膏 按照作用强度可将激素类药膏分为四类：弱效、中效、强效和超强效。皮肤病的种类和皮损的性质是选择外用激素的首要考量因素。一般角化、苔藓化或肥厚的皮损以及盘状红斑狼疮、白癜风、斑秃、大疱性类天疱疮等疾病的皮损首选强效激素；轻度的红斑、微小丘疹或脱屑性皮损，身体柔嫩部位的皮损首选弱效激素；其他皮炎、屈侧银屑病及红皮病可选择中效激素。对于老年人、婴幼儿及较大面积使用者，首选软性激素，包括糠酸莫米松及丙酸氟替卡松。面部、颈部、腋窝、腹股沟、大腿内侧、会阴部等皮肤柔嫩部位，尽量不使用强效激素。

用法用量　一般每天 1~2 次。成人具体用量可以参照指尖单位（FTU）。1FTU 的药量约为 0.5g，可以均匀涂抹 2 个手掌大小的面积，据此可以推算相应皮损的用药量。

　　疗程　皮炎湿疹类多在 1~2 周内控制症状。如果使用 2 周后疗效不佳，应去医院复诊。

　　涂抹部位　一般只涂抹在患处的局部皮肤上。不要在未发生皮肤病的部位使用，也不要涂抹在口腔、鼻腔、眼部或耳内。

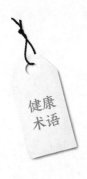

健康术语

　　治疗指数　是评价外用糖皮质激素疗效及全身不良反应的指标。治疗指数 = 治疗 21 天后症状改善 75%~100% 的患者数 / 下丘脑 - 垂体 - 肾上腺轴（HPA 轴）受抑制的患者数。治疗指数越高，全身吸收造成的不良反应越少。

　　软性激素　是指全身吸收很少或者在皮肤内被吸收后能迅速被分解代谢为无活性降解产物，而局部却保留高度活性，全身不良反应大为减少，治疗指数高的激素类药物。

（王家伟　徐姗姗）

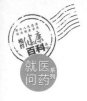

58. 拔牙后可以服用**抗骨质疏松药**吗

治疗骨质疏松的药物中，双膦酸盐类药物会导致颌骨坏死，这一般与拔牙和 / 或局部感染伴愈合延迟相关。为了预防药物相关性颌骨坏死，在拔牙前停用相关药物似乎是合理的选择，但目前尚无证据显示这样做会更有益。

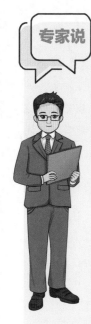

专家说

双膦酸盐类药物，包括唑来膦酸、阿仑膦酸，是治疗骨质疏松的常见药物。此类药物有一个罕见的不良反应，称为双膦酸盐相关性颌骨坏死。目前证据表明口腔感染和有创操作是该病的重要诱因，因此避免疾病发展到需要拔牙或其他口腔有创性操作的地步，对于减少颌骨坏死有益。但有研究表明，无论是口服还是静脉应用双膦酸盐，何时使用都不影响骨折的愈合。口服双膦酸盐类药物相关性颌骨坏死很少在 3 年内发生，静脉应用双膦酸盐类药物相关性颌骨坏死也在治疗 10~38 个月才会发生。因此，对于正在接受双膦酸盐类药物治疗的人群，拔牙后是否需要继续服用药物，建议如下。

如果治疗时间不足 1 年，发生颌骨坏死的风险非常低，可以继续服用。

如果治疗不足3年，进行拔牙等口腔有创性操作时发生颌骨坏死的风险很低，目前较少见颌骨坏死事件报告，也可以继续服用。

如果治疗超过3年，尚无推荐的停药窗口期进行口腔有创性操作，如果停药，建议不超过6个月。

在服用双膦酸盐进行治疗时，建议患者保持良好的口腔卫生，接受常规的口腔检查，并报告任何口腔症状，如牙齿松动、疼痛或肿胀。

如果需要拔牙，建议采用最小创伤技术，避免拔牙后比较大的陷窝，拔牙创面应严密关闭，避免拔牙窝空虚或骨嵴暴露。合理应用抗菌药，包括预防性或治疗性全身和局部应用，以避免细菌感染。

总之，不建议因为接受双膦酸盐类药物而延迟进行拔牙等口腔有创性操作或因拔牙盲目停用抗骨质疏松药物，延迟操作可能延误患者的病情，由此带来不良影响。

（王家伟　徐姗姗）

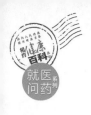

59. **口腔内给药**时
需要注意什么

　　口腔内给药，是指药物通过口腔黏膜吸收后发挥全身作用或在口腔局部发挥治疗作用，可避免体内吸收时的肝脏首过效应和胃肠道内酶的代谢，具有生物利用度高、起效快等特点。口腔内的给药剂型包括舌下含片、粉（喷）雾剂、含片、含漱液及片剂等。不同的给药剂型有不同的注意事项。

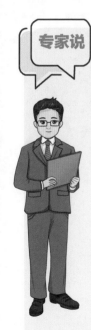

专家说

　　舌下含片　不能用水吞服。舌下含服前先使口腔内有唾液，口腔干燥、唾液少时，可先饮少许水，易使药片溶解、吸收，可以通过长时间闭嘴保留唾液。含药后至少 5 分钟内不要饮水、吸烟、进食等。

　　心绞痛含服硝酸甘油时，须采用半卧位。平卧位可增加回心血量，加重心肌负担，增加心肌耗氧量。站立含服易出现直立性低血压。

　　含片　服用时，将含片夹在舌根部、龈颊沟或近患处，尽量贴近咽喉，待其自然溶化分解。不要咀嚼或整片吞服。药物融化后的 30 分钟内，不要进食或饮用任何液体。5 岁以下幼儿最好选用圈式中空含片，防止呛入咽喉发生梗阻。

有碘过敏史或怀孕、哺乳的女性应禁用含碘润喉片。女性，特别是有流产史、早产史的女性应禁用或慎用含冰片的润喉片。

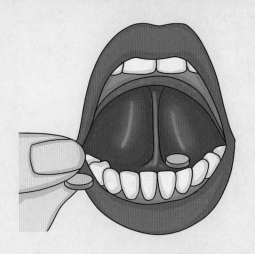

口腔粉（喷）雾剂　用药后 30 分钟内不要影响药物充分接触的吞咽动作，如饮水、进食等。粉（喷）雾剂用途广泛，应该注意不同的粉（喷）雾剂的使用部位。

含漱液　含漱液通常被称为"漱口水"，多为消毒防腐药，含漱时不宜咽下或吞下。幼儿或恶心、呕吐者不宜使用。含漱后不宜马上饮水和进食、刷牙，欲使用其他口腔内给药剂型或口服药品，应至少间隔 1 小时，防止含漱液浓度被稀释而影响疗效。含漱片或浓含漱液，须按照药品说明书要求溶解或稀释摇匀后使用。滥用含漱液可抑制口腔及咽喉内正常菌群的生长，造成菌群失调，使本来不致病的细菌乘虚而入，导致疾病的发生。

（王家伟　徐姗姗）

七

精神健康
用药知识

60. 无法入睡可以使用哪些药物

随着生活节奏加快，失眠问题逐渐凸显，其诱因日趋多样化。褪黑素及部分中成药，作为非处方药，患者可在药店自由选购。但对于地西泮、佐匹克隆等药物，则需要经医生诊断后开具处方购买，并在医生及药师的指导下使用。

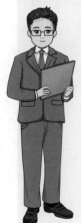

镇静催眠药中，苯二氮䓬类药物占据重要地位，其代表药物有地西泮、艾司唑仑、阿普唑仑和氯硝西泮。此类药物不仅具备镇静功能，还可有效缓解焦虑和失眠。它们被国内外指南推荐为治疗失眠的首选，但长期应用可能引发依赖性和戒断反应。

相较于苯二氮䓬类，非苯二氮䓬类药物，如唑吡坦、扎来普隆、佐匹克隆和右佐匹克隆的成瘾性和戒断症状较低，且较少导致日间困倦。但应注意，这些药物对于焦虑性失眠的疗效不如前者。此外，多塞平、氟伏沙明等抗抑郁药及奥氮平等抗精神病药在特定情境下也可助眠，但需要注意口干、便秘、头晕等不良反应。抗组胺药，如苯海拉明和氯苯那敏虽有镇静效果，但并不被指南推荐用于治疗失眠。褪黑素则仅对褪黑素分泌减少的人群有

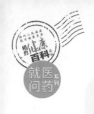

效，对于难治性失眠无效，主要用于调整时差和睡眠时相延迟综合征。

中医理论认为，失眠与心、肝胆、脾胃、肾等多脏腑功能失调有关，如心肾不交、阴虚火旺等，可辨证施治。

需要注意的是，药物并非解决失眠的唯一途径，长期使用可能带来不良反应和依赖性。在用药前，建议咨询医生或药师，并尽量首选非药物治疗方法改善睡眠。

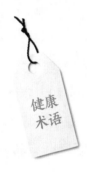

失眠 是指尽管有合适的睡眠机会和睡眠环境，依然对睡眠时间和 / 或质量感到不满足，并且影响日间社会功能的一种主观体验。主要症状表现为入睡困难（入睡潜伏期超过 30 分钟）、睡眠维持障碍（整夜觉醒次数 ≥ 2 次）、早醒、睡眠质量下降和总睡眠时间减少（通常少于 6.5 小时），同时伴有日间功能障碍，如疲劳、情绪低落或激惹、躯体不适、认知障碍等。

（董　梅　董诗琪）

第四章

特殊人群安全用药

一

孕妇和
哺乳期妈妈
安全用药

1. 哪些药物

孕妇绝对不能碰

在孕期，孕妇和胎儿通过脐带和胎盘紧密相连，很多药物能够穿越胎盘屏障，给胎儿的生长发育带来潜在风险，可能导致流产、胎儿畸形、先天性疾病，甚至导致胎儿死亡等。因此，有些药物孕妇绝对不能碰。另外，孕妇生病时应及时就医，请勿自行诊断或随意使用药物。

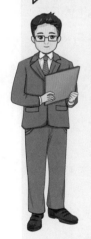

专家说

常见孕期禁忌药及其危害 ①链霉素：会损害胎儿第Ⅷ对脑神经，导致先天性耳聋，并可能损伤胎儿肾脏功能；②四环素：可使胎儿牙齿黄染、牙釉质发育不全、骨生长障碍和先天性白内障；③氯霉素：可导致胎儿骨骼发育异常和新生儿肺出血、灰婴综合征、骨髓抑制；④沙利度胺：可导致胎儿四肢畸形，形如海豹；⑤己烯雌酚：可导致子代青春期少女阴道癌的发生；⑥甲氨蝶呤：可导致无脑儿、脑积水、唇腭裂等；⑦华法林：可导致胎儿严重出血甚至死胎。

孕期用药原则及注意事项 ①用药必须有明确的指征，避免不必要的用药；②根据医生和药师的指导，在确保有效的同时选择对胎儿相对安全的药物；③建议选择单一药物，避免同时使用多种药物；④选择已经证实疗效的药物，避免使用新药和尚不明确对胎儿

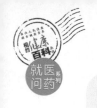

影响的药物；⑤尽量减少药物剂量、缩短用药时间；⑥在病情允许的情况下，尽量避免孕早期用药，可以考虑推迟到孕中期使用；⑦在特殊情况下，若必须在孕早期使用有害药物，需要仔细考虑是否需要终止妊娠。

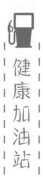
健康加油站

美国食品与药物管理局（FDA）曾将药品对妊娠的安全性分为A、B、C、D、X五个等级，致畸作用依次递增。孕期用药尽可能选择A、B级药物，C、D、X级为禁忌药，应避免使用。然而，该分级方式存在一定的局限性，不能全面反映药物的安全性，FDA已于2015年停用并发布了新的孕期、哺乳期药品说明书规则（PLLR），以文字的形式提供了详细的循证资料，以阐述式风险描述对药物孕期暴露风险进行评估，便于更全面地认识药物的风险。但因ABCDX风险分级相对简洁易懂，选用药物时仍可作为参考。

FDA 孕期药物安全性分级标准

药物分级	安全性	常见药物	选用原则
A级	对孕妇安全,对胚胎、胎儿无害	适量维生素A、维生素C、维生素D、维生素E、叶酸、甲状腺素等	可用,但注意适量
B级	对孕妇比较安全、对胎儿基本无害	青霉素类抗生素(青霉素、阿莫西林等)、头孢类抗生素(头孢呋辛、头孢克洛等)、胰岛素、对乙酰氨基酚等	能不用则不用

药物分级	安全性	常见药物	选用原则
C级	对动物胎儿致畸或可杀死胚胎或缺乏研究，未在人类研究中证实	喹诺酮类抗生素(左氧氟沙星、莫西沙星等)、氯霉素、更昔洛韦、阿司匹林、奥美拉唑等	权衡利弊，确认利大于弊时方可使用
D级	会对胎儿造成危害，且有确切的证据	大部分抗肿瘤药(环磷酰胺、顺铂等)、伏立康唑、链霉素、四环素类、卡马西平等	除非在疾病危及孕妇生命时，或在用其他较安全的药物无效的严重疾病中才考虑使用
X级	对孕妇和胎儿有绝对危害，可使胎儿异常	利巴韦林、异维A酸、沙利度胺、华法林、甲氨蝶呤、米非司酮、碘甘油等	须严格禁用

（陈晓宇）

2. 服药后发现怀孕，
孩子还能要吗

服药后发现怀孕，医生可能会说"没事"，因为药物对胎儿的影响通常与药物的使用时间、用药种类及剂量等相关。在怀孕早期（2周内）用药，大多数药物对胚胎的影响是"全或无"，即要么导致自然流产，要么胚胎继续正常发育。另外，并非所有的药物都致畸。因此，大家要正确看待孕期用药，避免过度焦虑。如果存在服药后发现怀孕的情况，建议咨询医生或药师以获取详细的用药指导。

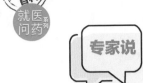

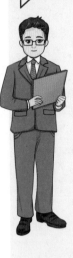

专家说

孕期用药的安全性受到多个因素的影响，主要包括药物的使用时间、用药种类及剂量等。

药物的使用时间 药物的使用时间与胚胎损害性质密切相关。孕期用药主要分为以下几个关键阶段：①"全或无"时期，即受精后 2 周内。在这一阶段，胚胎主要进行细胞分裂，未形成具体的组织和器官。在这个阶段用药可能导致"全"（即胚胎早期死亡，导致流产）或"无"（即胚胎继续正常发育，不出现异常）的结果。尽管这个时期相对安全，但仍需要避免使用代谢时间较长的药物，以免影响胚胎的生长发育。②高敏感期：受精后 3~8 周。此时胚胎器官分化迅速，如果用药不当，容易导致流产、先天畸形或永久缺陷。③低敏感期：受精后 9 周至足月。在这个时期，大多数系统和器官已分化完成，对药物敏感度有所下降。但是，神经系统、生殖系统及牙齿依然在发育，特别是神经系统的分化和发育会持续到新生儿时期。因此，这个时期仍然存在胚胎受损的风险。

用药种类及剂量 孕期使用的药物会同时作用于母体和胎儿，而胎儿体内的药物浓度甚至可能超过母体。因此，对于胎儿的药物治疗需要特别谨慎，确保在不影响胎儿健康的前提下有效治疗孕妇的疾病。对于必须进行治疗的疾病，如支气管哮喘、糖尿病、癫痫和传染病，万不可因担心对胎儿造成影响而放弃用药。在治疗过程中，推荐采用单药治疗方案，尽量使用药物的最低有效剂量。

如何确保药物对胎儿的影响最小

首先，应严格遵循医生的建议和指导，避免自行用药。其次，了解药物的性质和风险。孕妇在用药前应仔细阅读药品说明书，特别关注"孕妇及哺乳期用药"这一部分，以了解药物对孕妇和胎儿的具体影响，避免使用已知对胎儿有害的药物。最后，孕妇在用药期间应密切关注身体状况，一旦出现不适或异常反应，应立即就医并告知用药情况。同时，应定期进行产前检查，以便及时发现并解决潜在问题。

（陈晓宇）

3. 为什么不建议**孕妈妈**生病后**硬扛**

孕期生病，由于担心药物会影响胎儿，部分孕妇会选择硬扛，这样做可能延误最佳治疗时机，导致病情加重。孕妇生病应及时就医，医生会根据具体情况综合评估，指导合理用药，生病切勿硬扛或盲目用药，以免对胎儿造成不良影响。

专家说

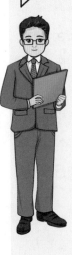

关键词

孕期生病　孕期用药

在怀孕初期，由于生理功能的变化和妊娠反应加重，孕妇常会遭受孕吐、食欲减退、睡眠质量下降等问题。生病硬扛可能导致疾病得不到及时治疗，加重疾病，进而影响胎儿安全。然而，考虑到药物可能对胎儿造成的潜在风险，孕期生病不宜随意用药，但这并不代表绝对禁止用药。例如，孕妇发热若不妥善处理，体温持续过高（超过 38℃）不仅可能导致流产、早产及胎儿各类先天性问题（如心血管缺陷、白内障、听力障碍、脑瘫），而且有临床研究表明孕期发热还可能增加宝宝未来罹患多动症、哮喘、孤独症等的风险。因此，孕期出现以下状况时，切勿硬扛，应及时就医并按医嘱适当用药。

发热　当孕妇体温升至 38.5℃ 以上伴精神状态不佳时，可在医生的指导下使用风险相对较低且较为安全的解热镇痛药，如对乙酰氨基酚。

贫血　贫血可能增加妊娠高血压、产后出血、产后抑郁、早产等风险，对母婴健康构成严重威胁。尤其在孕后期，随着胎儿的快速生长和发育，孕妇对铁质等营养素的需求急剧增加，应及时就医根据医嘱用药。

慢性病　患有慢性病需要长期服药的孕妇，需要及时告知医生怀孕情况以便调整用药。切勿自行停药，以免原有疾病恶化对胎儿产生不良影响。

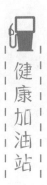

健康加油站

孕妇应该如何改善自身免疫力

孕妇改善自身免疫力对于保障母婴健康至关重要。建议孕妇均衡饮食，多吃新鲜蔬菜和水果，保证充足的蛋白质摄入；适度运动，如散步、孕妇瑜伽；作息规律，保证充足的睡眠，保持心情愉悦，减轻压力。此外，孕妇应避免接触传染源，定期进行孕期检查，保持个人卫生。在医生的指导下，适量补充铁、锌、钙等微量元素和维生素。若感到不适或症状严重，应及时就医。

（陈晓宇）

4. 如何应对孕期便秘

便秘是女性在孕期需要面对的常见问题，孕期便秘可危及母婴安全。对于孕期便秘，可以从饮食、运动、养成良好的排便习惯以及情绪调节等多方面着手调整。如果症状较重，可在医生的全面评估和指导下选择安全、有效、依赖性低的药物进行治疗。

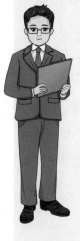

专家说

孕期便秘一般表现为粪便干硬，排便困难和/或排便次数减少（每周<3次）。它与多种病理生理学因素相关，如身体激素的改变、增大的子宫对肠道压迫增强、孕期服用铁剂等。孕期便秘会令孕妈妈感到腹痛、腹胀、食欲不振等，严重时可能导致肠梗阻；若用力排便，则可能引起子宫收缩，增加早产、流产的风险。孕期便秘防治建议如下。

生活方式调整　①饮食方面：增加膳食纤维的摄入，可促进胃肠蠕动，推荐每日摄入膳食纤维25~35g。增加水分摄入，每日至少饮水1.5~2L。②适度运动：无运动禁忌的孕妇，适度运动会促进胃肠蠕动，对缓解便秘有益。③建立良好的排便习惯：结肠活动在晨醒和餐后时最为活跃，建议孕妇在晨起或餐后2小时内尝试排便。④缓解精神压力：缓解紧张的情绪能减轻便秘，可以选择自己喜欢的放松方式。

药物治疗　如果经过生活方式调整，便秘依然存在，这时选择合适的药物对于孕妇来说非常重要。常用药物包括：①渗透性泻药，乳果糖口服液是治疗孕期便秘的常用通便药，通常作为一线药物使用。②容积性泻药，如小麦膳食纤维颗粒，可增加粪便体积，服药时需要补充足够液体，起效较慢，适用于轻度便秘患者。③润滑性泻药，常用多库酯钠，其作用温和、起效慢，可短期应用于孕产妇，作为乳果糖治疗无效的二线用药。④其他药物，如益生菌可以调节肠道菌群，促进肠蠕动；开塞露（含甘油）可以软化大便使其易于排出，属于应急用药。

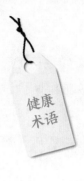

肠梗阻　任何原因引起的肠内容物通过障碍，被称为肠梗阻。主要临床表现为四大症状：痛、呕、胀、闭。肠梗阻是临床常见的急腹症，病情复杂多变。

（陈晓宇）

5. "**无痛分娩**"对婴儿
有什么影响

无痛分娩是一种医学上的分娩镇痛方法。椎管内镇痛因其镇痛效果确切，对母婴安全性高，是目前首选的分娩镇痛方式，正确使用镇痛药对产妇自身和婴儿不会造成伤害。

什么是无痛分娩　是指使用各种方法使分娩时的疼痛减轻甚至消失，减少产妇在分娩过程中的痛苦及机体的损耗，并改善由于疼痛引起的胎盘血供不足，从而改善胎儿宫内环境。

哪些情况可以实施无痛分娩　《分娩镇痛专家共识（2016版）》和《中国椎管内分娩镇痛专家共识

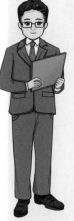

（2021版）》共同指出，分娩镇痛的适应证包括：①产妇自愿；②经产科医生评估，可阴道分娩或经阴道试产者。因此，产妇提出接受分娩镇痛的要求，经医生评估无禁忌证后，在产程任何阶段都可以实施无痛分娩。

无痛分娩对宝宝有影响吗 产妇分娩时的剧烈疼痛会引起全身性神经内分泌应激反应，可导致产后出血、产程延长、母婴死亡率和发病率提高、新生儿发育受阻等。规范的椎管内分娩镇痛因应用药物剂量较小、局麻药浓度较低，不良反应并不多见。无痛分娩在不影响产妇分娩用力的同时，可以减轻产妇在分娩过程中对痛觉的感知，让产妇在意识完全清醒却没有痛苦的状态下完成生产过程。目前使用的局麻药和阿片类药物最终通过胎盘作用于胎儿的药物剂量微乎其微，由此影响新生儿氧气供应和血液循环的概率较低。

一方面，无痛分娩可消除产妇对分娩的恐惧心理，降低产后抑郁的发生率，在保证母婴安全的同时还可以缩短产程；另一方面，无痛分娩不影响新生儿的氧气供应和血液循环，降低了婴儿并发症的发生率，保障了婴儿的生命安全。因此，无痛分娩对产妇自身和婴儿都没有明显的伤害。值得注意的是，无痛分娩并不意味着完全感受不到疼痛，其镇痛效果因人而异。

（陈晓宇）

6. 哺乳妈妈吃下去的**药** 会出现在**乳汁**里吗

关键词

哺乳期 用药安全

哺乳期妈妈无论服用何种药物，都有可能不同程度地分泌到乳汁中，但大部分药物进入乳汁的量较少。因此哺乳期妈妈不必过分担心吃下去的药物会通过乳汁影响孩子的健康，也不应该因此在生病时拒绝吃药。如果哺乳期妈妈生病了，应及时在医生或药师的指导下合理使用药物。

专家说

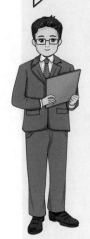

母乳是新生儿最佳的营养来源，超过半数的选择母乳喂养的女性在产后几个月内服用过药物。在这一过程中，许多妈妈会因服用药物而提前终止母乳喂养，而另一些妈妈为了坚持母乳喂养而选择不服用药物。其实哺乳期妈妈在必要时可酌情使用大多数治疗性药物。

哺乳期安全用药应遵循以下原则：①严格按症状选择恰当的药物，选用效果好、作用时间短、不良反应小且剂量恰当的药物；②选择单一成分药物，避免使用复合制剂，禁用缓释剂、控释剂；③用药方式可参考如下顺序选择，雾化或外用药＞口服药＞静脉用药；④不可滥用中药；⑤选择适当的用药时机，在完成一次母乳喂养后或新生儿长睡眠时服药，并推迟后

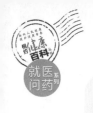

续哺乳时间，最低标准是间隔 4 小时；⑥关注用药安全等级，选择安全等级较低的药物，如 L1 和 L2 级别的药物一般认为不影响继续母乳喂养；⑦密切观察婴儿的反应。

　　总之，哺乳期妈妈生病后不要害怕吃药，也不能自行随意用药，应及时在医生、药师的指导下合理用药。

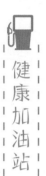

哺乳期药物安全等级

等级	危险程度	分级解释	代表药物
L1	最安全	可以继续母乳喂养	对乙酰氨基酚、布洛芬、氯雷他定、布地奈德、头孢地尼、头孢克洛、西咪替丁、莫匹罗星
L2	较安全	可以继续母乳喂养	头孢呋辛、阿奇霉素、奥司他韦、阿昔洛韦、西替利嗪、奥美拉唑
L3	中等安全	服用时暂停母乳喂养，停药后需要在医生的指导下恢复哺乳	阿司匹林、地塞米松
L4	可能为危险	停止哺乳	利巴韦林、可待因、硝普钠
L5	禁忌	停止哺乳	含有氨基比林的药物、含雌激素的口服避孕药、抗肿瘤药

（陈晓宇）

7. 哪些治疗**孕期湿疹**的药物是安全的

孕期湿疹是发生于孕期的一种良性瘙痒性皮肤病，患者个人或家族有特应性皮炎病史的具有更高的患病可能。大多数情况下，在得到治疗后，孕期湿疹可以显著缓解，胎儿通常不会受到影响，所以孕期湿疹出现时建议孕妇及时就医。

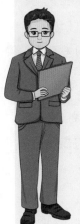

孕期湿疹的症状 主要症状为瘙痒，这一症状可能对孕妇的睡眠产生干扰，导致睡眠质量下降。孕期湿疹往往在怀孕的早中期出现，但也可能在孕后期持续或复发。"瘙痒 - 搔抓 - 瘙痒"的恶性循环可能诱发或者加重湿疹。

孕期湿疹的皮肤护理及药物的安全使用建议①避免使用碱性肥皂洗浴，推荐使用无香精、无刺激的洁肤用品，洗浴后马上使用足量的外用保湿润肤剂，有助于阻止皮肤水分丢失，恢复皮肤屏障；②为了有效控制湿疹瘙痒，除了进行基础的润肤保湿治疗外，还可使用外涂中成药，对湿疹瘙痒具有显著的缓解作用；③为了进一步增强治疗效果，建议在润肤后使用氧化锌乳膏和炉甘石洗剂，这些乳膏和洗剂能够有效地缓解瘙痒症状，带来舒适感；④在尝试上述药物均

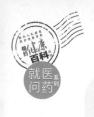

未能实现缓解不适的情况下，需要权衡利弊，慎重考虑采用抗过敏药，如氯雷他定和西替利嗪；⑤可选择短效或中效的外用激素制剂，如地奈德乳膏和氢化可的松乳膏，这些制剂在胎儿安全性方面相对较好；⑥针对夜间严重瘙痒症状，若采用上述方法无法有效控制，建议寻求专业医生的帮助。在医生的指导下，可以考虑使用最低治疗剂量的免疫抑制剂进行治疗。

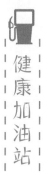

如何预防孕期湿疹

保持良好的饮食和生活状态　孕期湿疹的发生与饮食和生活环境的改变有关，食用过多海鲜和其他易引发过敏的食物，或居住环境太冷、太热等都容易导致孕期湿疹。孕妇应进食清淡食物，改善居住环境。通过使用温和、非碱性的清洁产品以避免引发皮肤干燥。

保持良好的心态　若长期处于不良精神状态，在精神因素的刺激下容易诱发孕期湿疹。孕妇应做到作息规律，保持心情愉悦，避免压力过大。

（陈晓宇）

二

儿童
安全用药

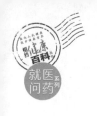

8. 孩子如何用药才能安全

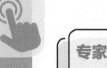
孩子生病时，用药安全成为家长关注的焦点。孩子的身体发育尚未成熟，对药物的代谢和排泄能力较弱，因此，在给孩子用药时，家长需要格外小心谨慎，确保用药的安全性和有效性。

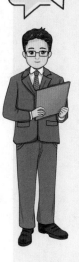

专家说

作为家长，确保孩子的健康成长是一项不可推卸的责任。除了严格遵循安全用药的 5R 原则，正确选择、妥善使用和管理药品也至关重要。

遵循专业指导　孩子用药应在医生或药师的指导下进行。无论是普通感冒还是其他疾病，家长切勿自行判断并随意购买药物给孩子服用。医生会根据孩子的年龄、体重、病情等因素来确定合适的药物和剂量。

选用儿童专用药品　市场上有很多专为儿童设计的药品，它们不仅剂量精确，而且形式适合儿童服用，如糖浆、颗粒剂、混悬剂。家长应优先选择这些儿童专用药品，并严格按照说明书上的用法用量给孩子服用。避免使用成人药物并对之进行粗略分割，以免影响药效或产生安全隐患。

药品安全教育　教育孩子识别药品和食品的区别，避免将药品误认为是糖果或零食而误服。加强对孩子的药品安全教育，让他们明白药品的用途和危险性，是预防药品误服事故发生的关键。

妥善保管药品　　家庭用药应分类存放，将儿童药物与成人药物分开，并置于孩子无法触及的地方，最好能上锁保存。这样可以防止儿童误服药品，避免不必要的风险。此外，过期药品应及时清理，不得继续使用，以免对孩子的健康造成潜在威胁。

谨慎使用儿童保健品　　在考虑给孩子使用任何保健品之前，请务必先咨询医生的意见。虽然保健品可能对孩子的健康有益，但并非所有保健品都适合所有儿童，过量或不当使用也可能带来风险。因此，家长应根据医生的建议，合理选择和使用儿童保健品。

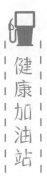

健康加油站

5R 原则　　安全用药的 5R 原则是确保药物治疗安全和有效的关键准则，尤其在儿童用药中尤为重要。5R 原则，即合适的患儿（right patient）、合适的药物（right medication）、合适的剂量（right dose）、合适的给药时间（right time）以及合适的给药途径（right route）。

（莫小兰　冯婉华）

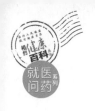

9. 孩子**发热**应该如何用药

关键词

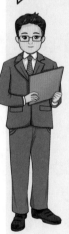

对乙酰氨基酚　布洛芬　辅助治疗

孩子发热常让家长担忧，因为除了不适感，还可能伴随流涕、咳嗽等症状。在孩子发热时正确使用退热药有助于缓解不适。

什么情况下无须用药　发热是机体免疫系统对抗病原体的一种生理反应，并不是每次孩子发热都需要使用药物。如果孩子的体温在 38.5℃ 以下，且没有其他不适症状，可以先观察，不用急于用药。此时，家长可以给孩子采取一些物理降温措施，同时保持室内空气流通，让孩子多喝水并充分休息。

退热药的科学使用　若 2 月龄以上儿童肛温 ≥ 39.0℃（口温 ≥ 38.5℃，腋温 ≥ 38.2℃），或因发热出现明显不适、精神状态不佳时，家长可使用退热药，推荐使用对乙酰氨基酚或布洛芬，应根据孩子的年龄和体重选择合适剂量。另外，要注意选择适合儿童的剂型，可首选口服剂型，如滴剂、混悬液或颗粒，不能口服者可使用栓剂。

对乙酰氨基酚与布洛芬的特点及推荐用法

注意事项	药物名称	
	乙酰氨基酚	布洛芬
适用年龄	2 月龄及以上	6 月龄及以上
起效时间	30~60 分钟	30~60 分钟

注意事项	药物名称	
	乙酰氨基酚	布洛芬
服药时间	用餐前后均可	随餐或餐后服用
推荐使用剂量	每千克体重每次 10~15mg	每千克体重每次 5~10mg
给药间隔	每 4~6 小时给药 1 次,24 小时内不超过 4 次	每 6~8 小时给药 1 次,24 小时内不超过 4 次
蚕豆病患儿是否适用	否	是

　　退热药的用药注意事项　首先,不要同时使用两种退热药,不推荐对乙酰氨基酚与布洛芬联合或交替使用;不与含有解热成分的复方感冒药联合使用,以免因个别成分超量而引起不良反应。其次,不要过度使用抗菌药,仅在高度怀疑或确诊为细菌感染导致发热时方可使用抗菌药。最后,在用药期间应注意观察孩子的病情和反应,如有异常情况应及时就医。

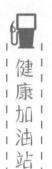

健康加油站

　　退热辅助治疗　在使用退热药的同时,家长还可以采取一些非药物的方法来改善患儿的舒适度。例如,可以用温热的湿毛巾擦拭孩子的额头、手脚等部位,或者给孩子温水泡澡、适当减少衣物、使用退热贴、适当降低室内温度等。上述方法均可通过传导、对流及蒸发作用带走身体的热量,使发热儿童感到舒适。

（莫小兰　冯婉华）

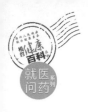

10. 儿童如何正确
补充维生素

当挑食、食欲缺乏等各种因素使孩子的维生素摄入长期不足时，就会产生各种维生素缺乏症状。世界卫生组织（WHO）将维生素缺乏定义为"隐形的饥饿"。

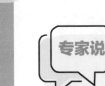

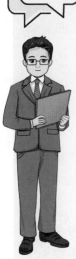

我国属于维生素 A 缺乏的高发地区，缺乏维生素 A 会影响身体生长发育，严重的会导致夜盲症、视力减退。调查指出，中国整体 0~6 岁儿童维生素 A 缺乏率为 11.7%，亚临床缺乏率为 39.2%。推荐预防性补充维生素 A 每天 1 500U 或每 6 个月一次性口服 10 万~20 万 U 维生素 A。

母乳不足或不能母乳喂养时，建议选择强化维生素 D 的配方奶。如果婴儿配方奶摄入不足，可考虑额外补充维生素 D。从婴儿出生数天内开始每天补充维生素 D 400U（10μg）能有效预防儿童维生素 D 缺乏及佝偻病。

一般情况下，如果孩子的饮食结构正常，除了维生素 A 与维生素 D，不需要额外补充其他维生素。特殊情况下，由于孕妈妈在孕晚期铁的储备量不足，孩子在 4~6 个月时应该注意补铁，可以选择强化铁米粉，或者在辅食中添加动物内脏。

在维生素缺乏的防治中，强调以预防为主，通过改善饮食和生活方式使孩子摄入适量、全面、均衡的营养，必要时辅以短时期的药物治疗，并避免过量补充维生素。

健康加油站

家长可参考中国营养学会发布的《中国居民膳食营养素参考摄入量（2023 版）》，根据孩子的饮食习惯对维生素进行补充。

儿童维生素补充建议

年龄 / 岁	维生素 A/ µgRAE		维生素 B$_{12}$/µg	叶酸 / µgDEF	维生素 C/mg	维生素 D/µg	维生素 E/mg
	男	女					
0~<0.5	300	300	0.3	65	40	10	3
0.5~<1	350	350	0.6	100	40	10	4
1~3	340	330	1.0	160	40	10	6
4~6	390	380	1.2	190	50	10	7
7~8	430	390	1.4	240	60	10	9
9~11	560	540	1.8	290	75	10	11
12~14	780	730	2.0	370	95	10	13
15~18	810	670	2.5	400	100	10	14

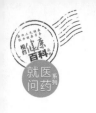

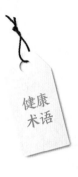

维生素　维持人体正常生命活动所必需的有机化合物，在人体内含量甚微，但在机体的代谢、生长发育等过程中起到重要作用。维生素一般不能在体内合成（除外维生素 D、烟酸等）或合成量过少，必须从外界摄取。

（莫小兰　李慧仪）

11. 想要孩子**长得高**，
应该怎么补

儿童的身高受多方面因素的影响，在生活中，家长往往觉得身高就是遗传决定的，而忽略了后天因素。如果孩子的骨骺未闭合，骨骼仍在生长期内，通过调整饮食，合理补充营养，可以帮助孩子达到最佳的生长状态。

专家说

钙、磷、维生素 D 和维生素 A 在儿童生长发育、骨骼发育中发挥着重要作用，也是儿童长得高的关键。

钙和磷　是人体骨骼发育必需的重要成分。骨骼的生长需要足够的钙，同时，血磷的浓度也影响骨骼

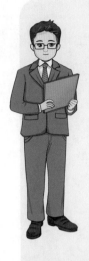

的发育，严重缺磷会破坏骨基质合成。为了满足儿童对钙磷的需求，建议每日摄入 500~750mL 牛奶。如果膳食中的钙磷摄入量不足，可以考虑服用相应补剂。

维生素 D　可以促进钙磷在体内的吸收及在骨骼中的沉淀，有利于骨骼的生长发育。人体所需的维生素 D 主要通过晒太阳合成，晒太阳时应该尽可能暴露皮肤。如果难以保证儿童晒到足够的太阳，建议每日补充 400U 维生素 D。

维生素 A　在促进骨骼生长方面也起着重要作用，它是合成骨骼必需的重要成分之一，缺乏维生素 A 会影响儿童的骨骼生长。如果孩子存在营养不良、挑食、消化吸收问题等，可适当补充必要的维生素和矿物质制剂。

关键词

身高　钙　维生素 D

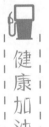

健康加油站

除了饮食，还可以在以下方面进行综合调整和科学干预。

适当运动　运动能够挤压软骨板，软骨板受到刺激后会快速增长，促进骨骼发育和身高的增长。建议孩子进行适量的跳绳、跑步、篮球、游泳等运动，每周 4~5 天，每次 30~45 分钟。

充足睡眠　人在睡眠时生长激素分泌增多，生长激素可以加速软骨细胞分化、增殖，骨骼纵向生长，使身高增长。建议儿童每天保持 8~10 小时充足的睡

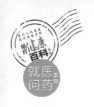
眠，睡眠环境宜安静、舒适。

定期体检　定期检查儿童的身高、体重等指标，可以及时发现生长发育问题，遵医嘱采取相应的干预措施。

良好的心态　不良情绪可能抑制生长激素的正常分泌，应该多鼓励儿童，让他们充满自信和乐观，积极的情绪能促进健康。

（莫小兰　李慧仪）

12. 孩子咳嗽
就要吃"**消炎药**"吗

很多家长觉得孩子一咳嗽就要吃"消炎药"，从而造成抗菌药滥用。急性咳嗽通常是由病毒感染引起的；不同年龄段儿童慢性咳嗽的病因也有差异。根据 2021 年版《中国儿童咳嗽诊断与治疗临床实践指南》，急性咳嗽的儿童不推荐常规使用"消炎药"治疗。

咳嗽的本质是呼吸道对各种刺激的保护性反射，通过咳嗽的动作，有助于痰液、异物排出，保持呼吸道清洁通畅。根据咳嗽的持续时间，儿童咳嗽分为急

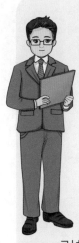

性咳嗽（＜2周）、迁延性咳嗽（2~4周）和慢性咳嗽（＞4周）。"消炎药"主要指消除或减轻炎症的药物，包括非甾体抗炎药和甾体类抗炎药，可减轻由炎症引起的红、肿、热、痛等症状，常见的有布洛芬、泼尼松等。但老百姓通常将"消炎药"理解为如阿莫西林、头孢菌素等抗菌药。实际上阿莫西林、头孢菌素等药品不属于"消炎药"，而属于抗菌药，用于治疗细菌感染。

关键词

咳嗽　抗菌药　感染

引起儿童咳嗽的病因多种多样，儿童急性咳嗽通常由病毒感染引起，在没有严重并发症的情况下，一般靠自身免疫力便可逐渐痊愈。早期使用抗菌药并不能减轻咳嗽和其他症状或缩短病程，反而可能导致药物不良反应和诱导细菌耐药。因此，当孩子急性咳嗽时，不能常规使用"消炎药"治疗。当孩子急性咳嗽病程迁延或症状加重，如出现发热、咳脓痰、流脓涕、查血常规感染指标水平升高等；尤其是对于有基础疾病的孩子，需要考虑合并细菌感染的可能，此时可使用抗菌药。

如果孩子咳嗽反反复复超过4周，就属于慢性咳嗽了。不同年龄儿童慢性咳嗽的病因也有差异。＜6岁儿童慢性咳嗽的常见病因有感染后咳嗽、咳嗽变异性哮喘和上气道咳嗽综合征，其中婴幼儿需要警惕异物吸入；≥6岁儿童则以咳嗽变异性哮喘和上气道咳嗽综合征为主。显然，儿童慢性咳嗽的病因很复杂，家长不能自行使用"消炎药"，应及时找专业的医生进行针对性治疗。

（莫小兰　钟秀秀）

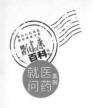

13. 如何杀灭
孩子肚子里的**蛔虫**

孩子得了蛔虫病，及时服药驱虫非常重要。常用的驱虫药有甲苯咪唑、左旋咪唑、阿苯达唑、枸橼酸哌嗪等。

蛔虫病是儿童常见的寄生虫病。儿童由于食入感染期蛔虫卵而被感染，轻者多无明显症状，异位寄生虫病可导致胆道蛔虫病、肠梗阻等严重并发症，严重的可威胁生命。因此，杀灭孩子肚子里的蛔虫很重要。

常用的驱虫药物

项目	药物名称				
	甲苯咪唑	左旋咪唑	阿苯达唑	枸橼酸哌嗪	伊维菌素
治疗地位	治疗蛔虫的首选药物，广谱驱虫药	广谱驱肠虫药	广谱杀虫剂，是治疗12个月以上并发感染的稳定蛔虫病患者的首选药物	安全有效的抗蛔虫药	半合成广谱抗寄生虫药
用法用量	>2岁，每次100mg，每日2次；或每日200mg顿服，连服3日	2~3mg/kg，睡前1次顿服或空腹服用	>2岁，口服，每次400mg，睡前1次顿服，仅服1次，1次即为1个疗程	每日150mg/kg，最大剂量不超过3g，睡前顿服，连用2天	用于蛔虫病的剂量为150~200μg/kg，单次口服

项目	药物名称				
	甲苯达唑	左旋咪唑	阿苯达唑	枸橼酸哌嗪	伊维菌素
禁忌和注意事项	2岁以下儿童禁用	肝肾功能不全者禁用	2岁以下小儿禁用	肝肾功能不全及癫痫患儿禁用;对儿童具有潜在的神经肌肉毒性,应避免长期或过量服用	体重不足15kg者慎用

以上药物服用期间的不良反应较轻微,偶见胃肠不适、腹泻、呕吐、头晕、头痛、皮疹、发热等。另外,空腹服用驱虫药的效果更佳。服药后应多饮水、多吃富含膳食纤维的食物,加强肠道蠕动,促进虫体排出。

因此,当家长怀疑孩子得了蛔虫病时,要及时带孩子到正规医院检查,在医生的指导下驱虫治疗。

健康加油站

如何预防蛔虫病

注意个人卫生 养成良好的卫生习惯,不饮生水、不吃未清洗干净的蔬菜瓜果,勤剪指甲,不吮手指,做到饭前便后洗手,以减少虫卵入口的机会。

妥善处理粪便 切断传染途径,确保水源及食物不受污染,减少感染的机会。

（莫小兰　钟秀秀）

关键词

蛔虫病　驱虫药

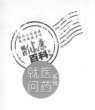

14. 家长如何应对
孩子**拉肚子**

关键词

儿童腹泻 口服补液盐Ⅲ

腹泻是儿童常见病之一，病因多样。应对儿童腹泻，家长应以补充水、电解质为主，同时保证儿童继续适量饮食。

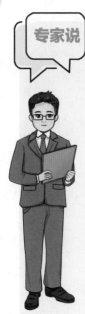

专家说

孩子拉肚子，即儿童腹泻病，通常表现为大便性状改变，如呈稀便、水样便、黏液便和脓血便；和/或大便次数较平时增多，一般为一日排稀便≥3次。大便性状改变是其主要特征。

无脱水表现和轻度脱水的腹泻患儿可在家治疗。家长应从孩子腹泻开始，及时给孩子补充足够的液体以预防脱水。口服补液盐可安全有效补充孩子丢失的水分、电解质，目前优选口服补液盐Ⅲ，用法为将1袋口服补液盐完全溶解于250mL温开水，建议4小时内服用完，婴幼儿可少量多次服用。若因特殊情况无法获得口服补液盐，家长也可使用米汤加盐溶液，每500mL加细盐1.75g（约1/2啤酒瓶盖）。孩子每次稀便后应补充一定量的液体（<6个月50mL，6个月至2岁100mL，2~10岁150mL，10岁以上儿童按需随意饮用），直至腹泻停止。

急性腹泻患儿不同程度脱水的表现

脱水表现	脱水程度		
	轻度	中度	重度
精神状态	稍差	烦躁、易激惹	萎靡、昏迷
皮肤弹性	尚可	差	极差，捏起皮肤后≥2秒恢复
口唇	稍干、口渴	干燥	明显干燥
前囟、眼窝	稍凹陷	凹陷	明显凹陷
肢端温度	正常	稍凉	四肢厥冷
尿量	稍少	明显减少	无尿
脉搏	正常	增快	明显增快
血压	正常	正常或稍降	降低或休克

口服补液后应尽早给予儿童适宜饮食，保证热量供给。不推荐高糖、高脂和高膳食纤维食物。母乳喂养的婴幼儿可以继续母乳喂养，配方奶喂养的婴幼儿伴有乳糖不耐受时可选择低乳糖或无乳糖配方奶。年龄较大的儿童，可以正常饮食。

若孩子病情未好转或出现下列任何症状时，家长应及时带孩子就医：①腹泻剧烈；②严重腹痛；③不能正常饮食；④频繁呕吐、无法口服给药；⑤高热（<3月龄，体温超过38℃；>3月龄，体温超过39℃）；⑥脱水体征明显；⑦便血等。

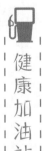

健康加油站

如何预防腹泻

应注意孩子的饮食卫生，婴幼儿提倡母乳喂养，避免滥用抗菌药。此外，接种疫苗也是预防腹泻的有效手段，如口服轮状病毒疫苗可有效预防秋季腹泻。

（莫小兰　梁业梅）

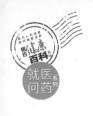

15. 孩子得了**流行性感冒**，
哪些药更有效

流行性感冒 奥司他韦

流行性感冒，简称"流感"，具有特效抗病毒治疗药物，目前国内外指南共识一致推荐奥司他韦作为治疗儿童流感的首选抗病毒药物。

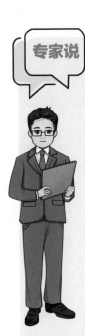

专家说

引起流感的病毒主要包括甲型流感病毒中的H1N1、H3N2 和乙型流感病毒。儿童是流感的易感人群及重症病例的高危人群。早期、有效的抗病毒治疗（最好在首次出现症状 48 小时内使用）能够缓解患儿的症状、缩短病程、预防并发症、降低病死率。

目前获批上市的抗流感病毒药物有 4 大类：①神经氨酸酶抑制剂，如奥司他韦、帕拉米韦和扎那米韦；② RNA 聚合酶抑制剂，如玛巴洛沙韦；③细胞血凝素抑制剂，如阿比多尔；④ M2 离子通道抑制剂，如金刚烷胺和金刚乙胺。其中，儿童流感目前最主要的治疗药物是神经氨酸酶抑制剂。由于阿比多尔在儿童流感治疗中的临床研究数据不充分，临床较少使用；金刚烷胺和金刚乙胺因有广泛的耐药性，现已不推荐用于治疗或预防儿童流感。

主要的抗流感病毒药物

分类	药品	治疗地位	适用年龄	现有剂型
神经氨酸酶抑制剂	奥司他韦	是目前治疗和预防流感的首选药物，可用于甲型和乙型流感的治疗和预防，疗程5~10天	全年龄阶段儿童的治疗和3个月以上儿童的预防；治疗足月儿和早产儿获益大于风险	颗粒剂、胶囊剂
	帕拉米韦	我国首个批准经静脉途径给药治疗流感的神经氨酸酶抑制剂，用于甲型和乙型流感的治疗；主要用于重症流感、无法口服奥司他韦的患儿，不推荐作为流感的预防用药	治疗2岁及以上儿童的急性单纯性流感	注射剂
	扎那米韦	可诱发支气管痉挛，不建议用于有呼吸道基础疾病及哮喘患儿	治疗7岁及以上的流感患者	吸入剂
RNA聚合酶抑制剂	玛巴洛沙韦	流感创新药，半衰期长，全程只要一次服药就能在24小时内停止病毒排毒，缩短传染期并大幅减少流感症状的持续时间	适用于5周岁以上单纯性甲型和乙型流感患者，尚无重症流感适应证	片剂

（莫小兰　梁业梅）

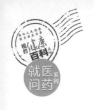

16. 局部使用**糖皮质激素**
会影响儿童的**身高**吗

糖皮质激素具有强大的抗炎、抗过敏、抗休克、免疫抑制等作用，是多种儿科疾病的重要治疗药物。激素按给药途径可分为全身给药（口服、肌内注射、静脉注射等）和局部用药（吸入、鼻喷、局部涂抹等）。然而，糖皮质激素有着良好疗效的同时，长期高剂量使用可能会抑制下丘脑 - 垂体 - 肾上腺轴，导致儿童生长迟缓、身高受限。通常情况下，局部使用激素时，药物绝大部分作用于肺部、鼻部或皮肤等部位，全身吸收少，安全性更好，对儿童的生长发育影响较小。

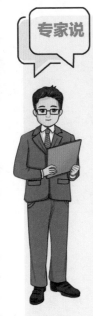

专家说

吸入型糖皮质激素　是治疗儿童支气管哮喘、支气管炎的常用药物，常用的吸入型糖皮质激素包括布地奈德、二丙酸倍氯米松、丙酸氟替卡松等。国内外诸多指南或专家共识指出，长期维持剂量的吸入糖皮质激素对儿童生长发育等全身不良反应的影响不显著。但高剂量、长疗程、治疗年龄为青春期前，可能与患儿的生长发育受限相关。因此，高剂量吸入糖皮质激素仅限于短时急性发作及强化治疗，使用时间一般不超过 1~2 周。吸入糖皮质激素长期控制哮喘时应使用低剂量，谨慎评估对儿童生长的潜在不良影响，密切监测身高变化（最好每 3~6 个月监测 1 次）

皮肤外用糖皮质激素 是儿童炎症性皮肤病的一线治疗药物，可根据作用强度分为超强效、强效、中效和弱效4类。目前，尚无权威指南指出常规剂量的外用糖皮质激素是否会影响儿童的生长发育。但儿童的体表面积/体重比值较成人大，儿童皮肤外用糖皮质激素全身吸收的风险更高。因此，对于婴幼儿和儿童患者，应优先选择弱效或中效激素，并注意药物的年龄限制，控制局部用药剂量、给药频次和治疗疗程，严密监测患儿的生长发育变化。

鼻用糖皮质激素 是儿童过敏性鼻炎的有效治疗药物。直接作用于鼻黏膜，全身吸收少、安全性好，鼻用激素的不良反应主要集中在鼻腔局部，如鼻腔刺激、鼻出血等。临床常见的鼻用糖皮质激素包括莫米松、氟替卡松、布地奈德等。应注意各类鼻用糖皮质激素的年龄限制和推荐剂量，避免长期超剂量使用，优先使用全身生物利用度低的鼻用糖皮质激素，如莫米松或氟替卡松。在治疗过程中应定期监测患儿的生长发育相关指标。若患儿同时使用吸入型糖皮质激素，需要特别注意不良反应的叠加效应。

相较于全身使用，家长不必过度担心低剂量局部用糖皮质激素对患儿生长发育和骨骼代谢的影响。当然，无论使用哪种局部用糖皮质激素，人体可能都会吸收小部分药量，因此，应在医生和药师的指导下使用，避免长期大剂量使用，从而最大程度地减少全身不良反应。另外，儿童的身高增长是一个动态过程，受到众多因素影响，因此需要严密监测患儿的生长发育情况。

（周鹏翔　王恩特）

三

老年人
安全用药

17. 老年人与年轻人用药
有什么不同

关键词
老年人 年轻人 用药差异 依从性

由于老年人生理功能下降，药物在其体内的药动学和药效学不同于年轻人，常需要调整药物剂量。此外，老年人基础疾病多、记忆力减退，用药种类多、用药依从性较差，因此在药物的使用上与年轻人存在差异。

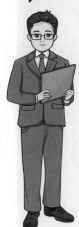

通常，药物的作用大小除了与药物剂量有关外，也与机体对药物的吸收、分布、代谢及排泄的动态处置过程以及机体对药物的敏感性有关。老年人的病理生理特点相较于年轻人发生了一些变化，所以用药也应该有所不同。

药物选择上 应结合老年人的疾病情况和当前用药情况，尽量避开老年人禁用或慎用药，以减少潜在的用药风险。在病情允许的情况下，尽量减少药物使用的种类，尽可能选择简单易记的服药方案，提高老年人的用药依从性。

药物剂量上 相较于年轻人，老年人对药物的代谢、排泄能力下降，服用常规剂量后药物易在体内蓄积。通常建议 60 岁以上老年人用药剂量为年轻人的 3/4，中枢神经系统抑制药应以年轻人剂量的 1/2 或 1/3 作为起始剂量。

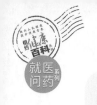

剂型选择上　老年人宜选用颗粒剂、口服液或喷雾剂，病情紧急者可静脉注射或静脉滴注给药，不宜使用难吞服的大直径片剂、大粒胶囊。

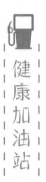

健康加油站

老年人与年轻人
在药代学与药效学方面的不同

药动学方面　相较于年轻人，老年人的胃肠功能改变，可影响药物吸收；老年人身体的水分下降，脂肪增加，可影响药物分布；老年人肝脏和肾脏重量有所减轻，肝的代谢解毒能力下降，肾的排泄能力下降。上述变化使老年人对多数药物的处置能力下降，常需要减少药物剂量。

药效学方面　由于生理功能发生变化，使得老年人对大多数药物的敏感性增高，作用增强，药物耐受性下降，药物不良反应发生率增加，而对少数药物的敏感性降低，作用减弱。

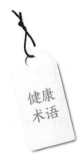

健康术语

药动学　研究药物在体内的过程，包括药物的吸收、分布、代谢和排泄，即机体对药物的处置过程。

用药依从性　是指患者对药物治疗方案的执行程度。

（曹　力　刘建明）

18. 老年人用药

有哪些**基本原则**

老年人脏器功能减退，通常患有多种基础疾病，应尽量减少用药种类，优化用药剂量；督促和协助老年人记牢用药剂量、时间、疗程和注意事项。老年人在用药过程中如有任何不适症状，应及时就医，不要轻信网络广告宣传，不盲目用药或停药。

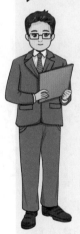

专家说

现实中，老年人的身体状况个体差异大，很难制订统一的用药标准，但老年人生理功能整体降低，用药应根据个体的身体情况进行调整，因此，老年人用药可遵循以下基本原则。

用药个体化原则 老年人的年龄跨度很大，器官功能衰老的程度不同，基础疾病和药物治疗史差异也很大，应根据老年人的具体情况进行个体化治疗。

用药指征明确原则 对已经诊断明确的疾病，要在医生和药师的指导下对症用药，绝不可自作主张。不要轻信广告宣传盲目买药，不要轻信他人推荐随意用药。

用药简单原则 老年人常患有多种慢性病，需要服用的药物种类多，加之记忆力下降，导致老年人用

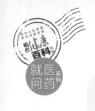

药依从性降低。因此，老年人用药要少而精，尽可能减少用药种类，选用长效制剂（如每日 1 次的缓控释制剂），减少每日用药次数。

用药减量原则　老年人的循环功能、肝肾功能不同程度下降，可使药物在体内的代谢过程发生改变；老年人对药物的敏感性增加、耐受力降低、药物安全剂量范围缩小。老年人用药剂量一般要减少，特别是解热镇痛药、镇静催眠药、麻醉药等药物应该减量。

用药关怀原则　应该给予老年人人文关怀与心理疏导，特别是关爱患有慢性病的老年人，可增加其用药依从性、保障用药安全。如加强针对老年人的用药科普宣教，协助老年人建立药品的服用日程表、提供用药备忘卡等。

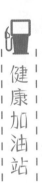

慎用滋补药　老年人切忌盲目使用滋补药，服用一些成分复杂的中药可能加重肝脏负担，且存在与其他同服药物发生相互作用的可能，应谨慎。

老年人常见用药误区　①不遵医嘱自行增减药物剂量；②道听途说跟风换药；③盲目服用养生补药；④药物有"毒"，尽量不服；⑤"万能"药物有病就用。

（曹　力　刘建明）

19. 为什么不建议老年人**随意用药**或**加大服药剂量**

对于老年人来说，随着年龄增长，身体各器官功能减退，存在共患多种疾病的现象，需要多重用药，致使药物相互作用引起不良反应的风险显著增加。伴随机体生理状态改变，药物的吸收、分布、代谢、排泄过程均会不同程度地受到影响，易导致药物在体内蓄积，也易使药物不良反应风险增加。因此，老年人切不可依靠主观判断自行用药，或随意增加服药剂量。

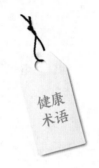

多重用药 指同一个患者同时使用了 5 种以上的药物的现象。通常在这些使用的药物中没有确切的临床使用指征；或者虽然有使用指征，但是超大剂量使用；或者这些药物目前没有证据证明其有效。

老年人作为特殊群体，随着年龄的增长，各种脏器功能减退不可避免，使老年人更易患病。有研究显示，老年人易多病共存，致使用药种类繁多，具备必需的安全用药知识尤为重要。部分老年人安全用药知识薄弱，抱着久病成医的心态自行用药；还有部分老

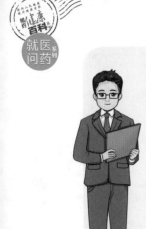

年人在用药后感觉症状未改善便自行加大服药剂量，殊不知这些不正确的用药行为会导致严重的用药安全问题。

用药前应该有明确的诊断及用药适应证，切不可盲目用药。俗话说"是药三分毒"，一方面，药物在治疗疾病的同时会有不良反应；另一方面，多种药物同时使用产生相互作用的风险也会增加。

老年人因身体状况及疾病状态不同，个体差异突出，服药剂量应遵循个体化原则，要根据药物疗效及机体对药物的反应性调整治疗方案。老年人对药物的代谢能力较年轻人有所降低，增大了药物过量的可能性。与此同时，随着老年人生理功能逐步衰退，药物在体内的清除速率减慢，导致药物蓄积，增加了药物的毒性和不良反应。为了保障老年人用药的安全性和有效性，需要在医生与药师的监护下评估用药种类及调整服药剂量，做到"不多不少，恰到好处"。

（曹　力　贾家丽）

20. 阿尔茨海默病
是否无药可救

阿尔茨海默病是"老年痴呆"的一种常见类型，为进行性发展的神经系统退行性疾病，主要表现为显著的记忆障碍和其他认知功能损害，是老年认知衰退的主要病因。阿尔茨海默病目前虽然无法治愈，但现有药物可以延缓疾病进展，提高患者的生活质量。

专家说

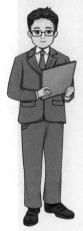

阿尔茨海默病由德国神经病理学家 Alois 在 1906 年首次描述，属于神经系统退行性疾病，主要表现为认知能力下降，随着时间的推移，症状逐渐加重，引起日常生活能力下降和精神行为异常。阿尔茨海默病的发病机制非常复杂，由多种因素共同导致。目前药物治疗主要是调节大脑内乙酰胆碱、谷氨酸等物质的水平来改善认知功能。

对于轻中度阿尔茨海默病患者，多奈哌齐、卡巴拉汀、加兰他敏均可提高脑内乙酰胆碱的浓度，缓解并增强阿尔茨海默病患者的认知功能，是一线治疗药物。对于中重度阿尔茨海默病患者，美金刚为谷氨酸受体拮抗剂，通过降低谷氨酸水平，可显著改善这类患者的认知功能。如果疾病进展，使用一种药物疗效不明显时，可考虑使用一种胆碱酯酶抑制剂（如多奈

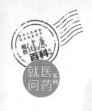

哌齐）与美金刚联合。现使用的抗阿尔茨海默病药物虽然不能逆转或治愈疾病，但合理的药物治疗可在一定程度上延缓疾病进展，所以阿尔茨海默病患者应积极坚持药物治疗。

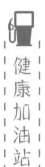

神经系统退行性疾病是指神经元结构或功能进行性丧失，包括神经元死亡等，目前认为，蛋白质异常改变，如蛋白质错误折叠造成神经毒性是神经系统退行性疾病的核心特征，主要表现为 β 淀粉样蛋白错误折叠和 Tau 蛋白过度磷酸化。当前科学家已针对阿尔茨海默病发病机制的各环节研发新药、开展临床研究，以期寻找新的治疗阿尔茨海默病的候选药物。

（曹 力 贾家丽）

21. 老年人**补钙**有哪些误区

骨骼健康对于老年人来说至关重要，科学补钙可以有效改善骨骼健康情况，盲目补钙以及不正确补钙不仅不能获益，反而会对身体造成危害。

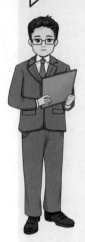

误区一：补钙需要多多益善　许多老年人认为补钙越多，对身体越有好处。其实长期、大量、重复摄入钙、维生素 D 制剂不仅没有益处，反而可能对机体造成损害，过量摄入钙剂可能影响肠道功能，引起便秘。血液中钙含量过高，严重者可能导致高钙血症，引起肾结石、肾衰竭，过量的钙沉积在软组织中可能导致血管钙化，增加心血管疾病的发生风险。

误区二：过度依赖药物补钙，忽略食物补钙　很多老年人依赖药物补钙，忽略食物补钙。首先，最安全有效的补钙方式是在日常饮食中增加钙的摄入，食物补钙不容易造成高钙血症。其次，适量运动可增强机体新陈代谢、改善血液循环及成骨细胞功能，加强骨代谢。最后，晒太阳可促进机体维生素 D 的合成，增加钙的吸收和利用。

误区三：骨质疏松一律需要补钙　很多老人认为骨质疏松就是缺钙导致的。骨质疏松可能和缺钙有关，而钙缺乏引起的骨质疏松通过补钙可取得较好的效果。但骨质疏松并不单纯是缺钙引起，如绝经后女性由于雌激素水平下降造成骨量流失，此时仅靠补钙效果是有限的，还需要联合雌激素或选择性雌激素受体调节剂治疗。因此针对不同类型的骨质疏松，治疗手段也不同，需要根据引起骨质疏松的原因进行针对性治疗。

误区四：喝骨头汤可以补钙　钙质主要以钙盐的形式存在于骨头内，在水中溶解度很低，能游离出来被人体吸收的钙离子更少。骨头汤的主要成分是脂肪、嘌呤、胶原蛋白、谷氨酸盐等，长期大量食用可能增加高脂血症、痛风、血管硬化等的发生风险。

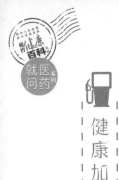

根据《中国居民膳食营养素参考摄入量（2023版）》，年龄在50岁以上的老年人，每天需要摄入800mg的钙，过量补钙并不能促进骨骼健康，反而会引起并发症，危害老年人的健康。

（周 颖 孔 滢）

22. 如何帮助**卧床**的 老年人用药

随着社会的发展、医疗技术的进步和医疗保障制度的完善，老年人的预期寿命不断延长。对于卧床不起的老年人，帮助他们正确、安全地服用药物尤为重要。卧床的老年人不仅在生活方式上有别于普通人，其病理生理状态也存在一些特殊性。应根据不同药物的药理作用机制、制剂类型、物理化学性质等，选择恰当的服药方式，识别可能出现的不良反应。

帮助卧床老年人用药是一个需要细心和耐心的过程，以下是帮助他们安全、有效服用药物的建议。

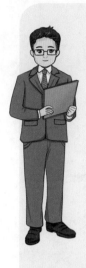

1. 建立用药记录，包括所服药品的名称、剂量和用药时间。

2. 使用药品分装盒，药品分装盒是一个方便的工具，可以将每天的药品预先准备好，按时间和剂量分开放置，这样可以减少混淆和错误。

3. 喂药时注意扶老年人坐起或将床摇高，这样能避免呛咳，服药前喝少量温水湿润口腔，有助于顺利吞咽药品。

4. 对于有吞咽困难或鼻饲营养的老人，考虑选择方便服用的剂型，如溶液剂、混悬剂。部分药品可溶于温水中服用，但要注意药品的剂型，绝大多数缓释制剂、控释制剂不可以掰开、碾碎服用，照护人应该仔细阅读药品说明书，对于有疑问的药品可以咨询医生和药师。

5. 了解药品的常见不良反应，密切观察老年人服药后的反应，如果出现任何异常症状或不适，应立即停药并联系医生。

6. 某些药品需要特殊的储存方式，如避光或冷藏，应帮助老年人检查药品储存环境，同时定期检查药品的有效期。

（周　颖　刘书豪）

关键词

老年人　卧床　安全用药

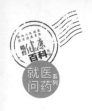

23. 鼻饲用药
有哪些注意事项

当患者无法经口摄入药物时，鼻饲用药则成为一种重要的给药途径。在鼻饲用药的过程中，有很多需要注意的事项。

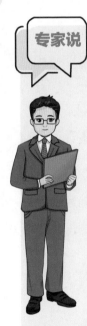

专家说

　　液体制剂，如溶液剂、糖浆剂、混悬剂，为鼻饲用药的首选剂型；速释片剂、速释胶囊、颗粒剂为次选剂型，可碾碎溶解后用于鼻饲。

注意特殊剂型药品的鼻饲用药

　　缓释制剂、控释制剂　碾碎会破坏部分缓释制剂、控释制剂特殊的骨架结构的完整性，导致药物迅速释放，可能产生严重的不良反应。此外，这类药物的骨架结构不易被破坏，遇水容易聚集在一起，堵塞鼻饲管，故此类工艺的缓释制剂、控释制剂不适合鼻饲用药。部分缓释制剂、控释制剂采用多单元微囊技术，不可研磨服用，但可以掰开或溶于水中用于鼻饲。

　　肠溶制剂　部分肠溶制剂外层采用肠溶材料包衣，研磨后肠溶材料被破坏，药物在胃内提前释放，影响疗效且不良反应风险增加，这类肠溶制剂不适合鼻饲用药。采用肠溶微丸工艺制备的肠溶制剂可溶解于水中进行鼻饲，但微丸严禁嚼碎或压破。

含片或舌下片　该类药物经口腔吸收，且剂量相对较小，鼻饲给药导致药物疗效下降，不适合鼻饲。

软胶囊　如将药物内容物挤出，药物可能会黏附在鼻饲管管壁，导致用药剂量不准确，故不适合鼻饲用药。

酶制剂　研磨可能导致酶变性、失活，故不适合鼻饲用药。

注意药物之间的相互作用

对于存在潜在相互作用的药物，应当分开鼻饲，两种药物之间用 15 mL 无菌水冲洗鼻饲管。

鼻饲给药的操作注意事项

鼻饲给药时患者应呈坐位或高卧位，以便药物顺利进入胃部，给药后用温水冲管，以免药物黏附在管壁上，药物注入后至少夹管半小时，以免药物被吸出或影响药物吸收。

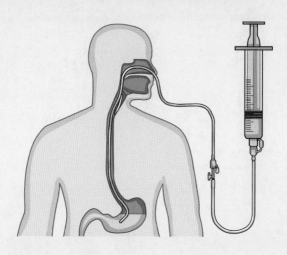

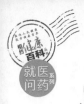

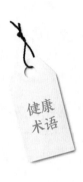

健康加油站

常见的鼻饲给药导管包括鼻胃管和鼻肠管。鼻胃管是从鼻腔插入胃部，而鼻肠管是从鼻腔插入肠腔，从鼻肠管进入的药物不需要经过胃部消化。

健康术语

鼻饲给药　是一种药物直接或经简单处理后通过鼻饲管路进入胃或肠道内，以维持患者营养或治疗需要的给药方式。

（周　颖　孔　滢）

第五章

药学监护

一

"是药三分毒"
——药物不良反应

1. 为什么说"**是药三分毒**"

　　"是药三分毒"可以简单理解为凡是药物都有产生不良反应的可能性，也就是用药后出现的与用药目的无关的症状或体征，甚至可能因过度或过量使用，造成严重后果。

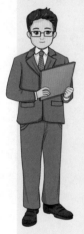

　　药物是一把双刃剑，既能"治病"，也能"致病"，即药物具有两重性。不良反应是药品的固有属性，任何药品都有可能引起不良反应，大家常说的"副作用""毒性反应"其实都属于药品的不良反应，其他还包括过敏反应、停药反应（如停用抗抑郁药时出现的情绪低落、精神萎靡等症状）、继发反应（如长期应用广谱抗菌药导致肠道菌群失调）等。

　　药品不良反应并不会发生在每个患者身上，它与药物的性质、患者的机体状态以及生活环境等多种因素有关。药物对病变部位以外的器官或部位产生作用、含有微量杂质、用药剂量过大、用药时间过长、同时服用多种药物产生相互作用、患者脏器功能发育不全或受损（如肝肾功能不全）、个体差异、生活饮食习惯（如用药期间过量饮酒、服用葡萄柚汁）等均可能引起不良反应。

　　"是药三分毒"本意是提醒大家不要随便用药，但对于治疗必不可少的药物，药物治疗获益远大于不良

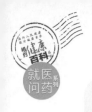

反应的风险，切不可因害怕药品不良反应而拒绝用药，因为这很可能耽误治疗，造成更大的损害，应谨遵医嘱合理使用药物。此外，由于药物需要在一定的剂量（浓度）下发挥作用，且有些药品不良反应的发生与药物剂量并不相关，因此，不可盲目减少药物剂量以期减少不良反应的发生。盲目减少剂量将难以达到药物的理想疗效，甚至加重病情。遵医嘱、正确用药才能有效减少或避免药品不良反应的发生。

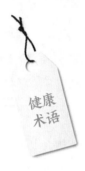

健康术语

药品不良反应 是指合格药品在正常用法用量下出现的与用药目的无关的有害反应。

健康云课堂

药，真的是"三分毒"吗

（徐 萍 王 清）

2. 如何处理药品**不良反应**

多数药品不良反应是轻微、可耐受的，发生药品不良反应时，尽量保持冷静，综合客观地分析，根据不良反应的严重程度谨慎停药或及时就医。

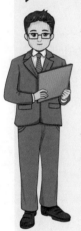

用药后出现新的不适，则提示可能发生了药品不良反应。怀疑发生药品不良反应时应做好以下两点。

初步判断是否为药品不良反应 用药后身体出现新的不适症状时，应明确是否由饮食、睡眠、自身疾病等引起，排除这些因素，且新出现的不适症状与药品说明书中描述的不良反应相同或相似，则很可能是发生了药品不良反应。若不适症状在药品说明书中未提及，也不能完全排除，有可能是新的、既往未被发现的药品不良反应，应立即就医。

根据药品不良反应的严重程度确定是否减量、停药 并非一发生药品不良反应就要立即停药。对于轻微的不良反应，如轻微的头晕、头痛、恶心、呕吐，身体大多能耐受而自行缓解，对日常生活、工作并无太大影响，无须减量或停药。对于严重的不良反应，如皮疹或红斑范围较大、呼吸困难、腹痛剧烈、出血较多等，应立即停药，并带上所有使用的药品即刻就

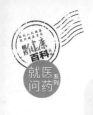

医，将不良反应发生过程详细地告诉医生或药师，切勿自行处理，以免延误救治。

需要注意的是，有些看似轻微的不良反应可能造成严重影响，如服用他汀类药物后出现肌肉酸痛，应该立刻停药并就诊，以免造成更严重的影响。有些不易察觉的不良反应需要借助仪器才能发现，如药物引起的贫血或肝损伤等，对于这类隐匿性不良反应，需要定期复诊、早诊早治。当患者难以判断是否发生药品不良反应及严重程度时，应及时就医。

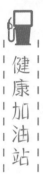
健康加油站

药品说明书上列举的不良反应是药品上市前临床研究及上市后长期观察并汇总出现过的所有不良反应。根据国际医学科学组织委员会（CIOMS）推荐，不良反应按其发生率可分为：十分常见（≥ 10%）、常见（1%~<10%）、偶见（0.1%~<1%）、罕见（0.01%~<0.1%）、十分罕见（<0.01%）。

（徐　萍　王　清）

3. 为什么服用某些药物后
不能开车

关键词

一些药物由于具有抑制中枢神经等作用，服用后可能产生嗜睡、头晕、视力模糊、反应迟钝、低血压、低血糖等不良反应，严重影响驾车安全，容易导致交通意外。

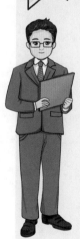

专家说

"药驾"是指驾驶员服用了某些可能影响安全驾驶的药物后依然驾车出行的现象。服用这些药物后可能出现嗜睡、眩晕、辨色困难、视力模糊、定向力障碍、幻觉等不良反应，会严重影响公共交通安全。世界卫生组织列出了 7 类影响安全驾驶的药物。

抗组胺药 如氯苯那敏、苯海拉明，常引起嗜睡、困倦、头晕等不良反应，需要注意，感冒药复方氨酚黄那敏等也含有抗组胺成分。

抗抑郁、抗焦虑药 如文拉法辛、西酞普兰，这类药物直接抑制大脑皮层兴奋中枢，服用后可能影响注意力和判断力。

镇静催眠类药物 如唑吡坦、阿普唑仑，服用后易引起困倦、嗜睡等。

中枢抑制 药品不良反应

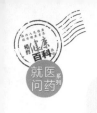

解热镇痛药　如布洛芬、双氯芬酸钠，服用后可能出现头痛、头晕、视觉障碍等。

降压药　如可乐定、哌唑嗪，服用后易出现直立性低血压、眩晕。

抗心绞痛药　如单硝酸异山梨酯，这类药物可扩张血管引起头痛，导致难以集中精神。

降糖药　如格列本脲、格列齐特，服用后可引起低血糖、头晕等。

实际上，影响安全驾驶的药物远不止以上 7 类，如强效胃药奥美拉唑、镇咳药右美沙芬、含有乙醇的藿香正气水等，服用后也存在危险驾驶的隐患。

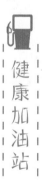

健康加油站

为了减少药驾带来的危害，在服用任何药物前都应仔细阅读药品说明书，如果说明书"不良反应与禁忌"一栏中出现嗜睡、头晕、乏力、视物模糊、幻觉或"用药期间不宜驾车或操纵机器、高空作业等"等字样时，则不宜在服药后驾车。若说明书中有"乙醇""酊剂""流浸膏""酏剂""醑剂"等关键词，也应引起重视，因为其中含有乙醇。若药品说明书未提及或不确定时，建议咨询医生或药师。

（徐　萍　王　清）

4. 为什么服药后**不能饮酒**

药、酒混饮，可加重肝脏负担导致肝脏受损。同时，药物与酒精发生相互作用，可导致药效降低，不良反应增加，甚至出现致命的毒性反应。

关键词

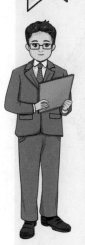

药物与酒精如何发生相互作用 ①肝脏是药物代谢的重要器官，同时也是分解酒精（乙醇）的重要场所，如果同时服药、饮酒，则会加重肝脏的负担，使有毒物质在肝内蓄积，造成肝脏损害；②饮酒后人体先出现欣快和兴奋作用，继而对中枢神经产生抑制作用，扩张血管，可能导致饮酒效应与药物效应累加，增加不良反应的发生率；③酒精还可诱导或抑制肝脏代谢酶，从而影响药物在肝脏内的代谢，影响药效，增加不良反应的发生率；④有些药物会抑制酒精在体内的代谢，使得酒精的中间代谢产物（乙醛）在体内堆积，导致乙醛中毒。

哪些药物会与酒精发生相互作用 服用头孢类药物容易发生"双硫仑样反应"；服用抗结核药容易加重肝脏毒性；服用解热镇痛药时，由于药物与酒精双重刺激胃黏膜，可引起消化道溃疡甚至出血；服用降糖药，可能出现低血糖，而低血糖症状易被醉酒反应掩盖，从而导致严重、持久的低血糖，甚至引起死亡；

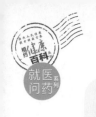

服用降压药可导致血压骤降，出现低血压或昏厥；服用镇静催眠药可加重中枢神经抑制作用，引起昏迷、休克甚至死亡；服用抗癫痫药可加速药物代谢，诱发癫痫发作；服用抗凝药（如华法林）可减慢药物代谢，导致出血等。与酒精发生相互作用的药物远不止这些，服药期间应避免饮酒。

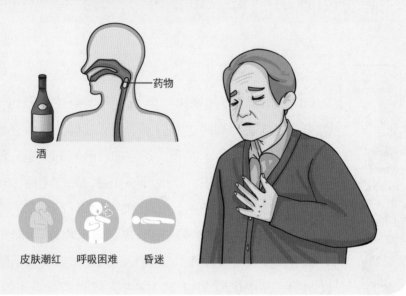

酒　药物

皮肤潮红　呼吸困难　昏迷

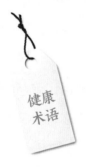

健康术语

双硫仑样反应　指含有"双硫仑"结构或甲硫四氮唑基团的药物抑制肝脏乙醛脱氢酶的活性，阻碍乙醇正常代谢，导致乙醛在体内蓄积，从而引起乙醛中毒的临床反应，通常表现为颜面部潮红、胸闷、头痛、眩晕、恶心、呕吐、发热、心悸、呼吸困难、意识障碍、大小便失禁、休克甚至死亡等。

（徐　萍　王　清）

5. 为什么服用某些药物后
不能晒太阳

一些药物在全身或局部使用后暴露于阳光或紫外线下可引起皮肤异常反应，即光敏反应。

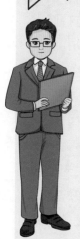

药物光敏反应　是指全身或局部使用某些药物后暴露于阳光或紫外线下所产生的不良反应，主要表现为日晒斑或日光性皮炎，稍重者会出现皮疹伴瘙痒、灼痛，严重者可引起红肿、脱皮、水疱甚至糜烂。光敏反应包括光毒性反应和光变应性反应。光毒性反应可发生于任何人，一般首次用药后经日光照射，几分钟到几个小时内即可出现，在日光暴露部位发病，去除光敏物及避光后，反应消退较快。光变应性反应发生于少数过敏体质者，首次发病一般有 24~48 小时的潜伏期，皮疹除发生于曝光部位外，还可以迁延至非曝光部位，部分可能发展成持久性光敏反应。

关键词

光敏反应　皮肤

常见易发生光敏反应的药物

类别	代表药物
喹诺酮类	诺氟沙星、左氧氟沙星、环丙沙星
四环素类	金霉素、多西环素、米诺环素
磺胺类	复方磺胺甲噁唑

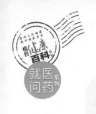

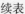

续表

类别	代表药物
抗真菌药	特比萘芬、伊曲康唑、伏立康唑
非甾体抗炎药	阿司匹林、布洛芬、双氯芬酸钠
抗组胺药	氯苯那敏、苯海拉明、氯雷他定
利尿剂	呋塞米、氢氯噻嗪、螺内酯
抗心律失常药	胺碘酮、奎尼丁
磺酰脲类降糖药	格列本脲、格列吡嗪、格列齐特
抗精神病药	氯丙嗪、丙米嗪
抗肿瘤药	甲氨蝶呤、长春新碱

使用这些药物时应在用药期间及停药后一段时间内严格防晒，每日服用 1 次的药物，若服药时间无严格规定，可选择晚上服药。

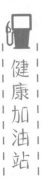

健康加油站

光敏反应的发生频率、严重程度因人而异。通常婴幼儿、老年人、免疫功能受损的患者易发生光敏反应。一旦发生光敏反应，应立即避光，症状较轻者可按晒伤对症处理，如局部冷敷、涂抹润肤霜等。症状严重者，应携带使用过的药品及时就医，根据医生或药师的指导意见用药，并充分防晒。发生光敏反应者，在皮肤症状未消失或消失后一段时间内应注意防晒，以免再次发生过敏，此后就医时也应主动告知医务人员，慎用易致光敏反应的药物。

（徐 萍 王 清）

6. 用药也能引发疾病吗

药物既能治病，也可能致病。因药物本身的固有作用、药物之间的相互作用、药物的不合理使用、患者的个体差异等，可引起机体脏器功能损害并有相应临床表现的疾病状态。

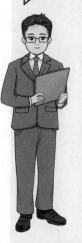

专家说

什么是药源性疾病 又称药物诱发性疾病或药物性疾病，是指药物用于预防、治疗、诊断疾病时，又作为致病因素引起人体组织、器官发生功能性、器质性损害，引起疾病，如庆大霉素引起的神经性耳聋等。药源性疾病实质是药品不良反应在一定条件下的结果，它比药品不良反应更严重、持续时间更长，一些程度轻且呈一过性的不良反应不能称为药源性疾病。药源性疾病既包括药品不良反应在一定条件下由"量变"到"质变"产生的疾病，又包括因超剂量、误服、用药方法不当或药物滥用等不正确用药引起的疾病。

哪些因素会引发药源性疾病 机体易感性、不合理用药是主要原因。机体易感性主要包括遗传因素、性别、年龄等；不合理用药主要包括药物剂量过大、疗程过长、用药方法不当、药物相互作用等。

如何应对药源性疾病 药源性疾病大多可以靠机体调节自发缓解或自愈，症状轻者，停药后无须特殊处理，待药物在体内消除后症状即可缓解。症状严重时，需要立即就诊，进行对症、支持治疗等。

　　药源性疾病有些可以避免，有些则难以避免。如果发现早、治疗及时，绝大多数可以减轻症状甚至痊愈。若不能及时发现，耽误救治时机，则可能引起不可逆损害，甚至终身致残、死亡。因此，充分提高对药源性疾病的认识，就诊时详细告知医生或药师自己的用药史及药物食物过敏史，严格遵医嘱用药，切勿超剂量、超疗程用药，充分了解自用药品（如疗效监测指标及常见或严重药品不良反应的症状）并加强自我监测，及时将用药后出现的不良反应告知医务人员，将有助于减少甚至预防药源性疾病的发生。

（徐　萍　王　清）

二

为患者提供
个体化的
治疗方案

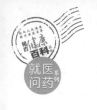

7. 哪些手段可以为患者提供

个体化的**药物治疗方案**

　　同样的疾病，不同患者即使服用同一种药物，就连剂量也相同，但有时治疗效果却不同，这可能是药物在体内的浓度不同造成的。过去，"千人一方和千人一量"是常用的用药方案，即所谓的经验治疗，但这种用药方案问题较多。如今，用药方案已经从过去的"经验用药"向"一人一药"和"一人一量"的精准给药模式转变，个体化用药应运而生。所谓的"个体化用药"就是因人而异、量体裁衣，在充分考虑每个人的基因类型、生理病理等综合情况的基础上，制订安全、合理、有效的个性化药物治疗方案。

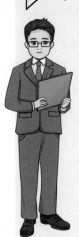

专家说

　　临床上可采用多种手段为患者提供个体化用药方案。

　　基因检测　不同患者对药物反应的差异，部分原因可能和患者基因影响药物的代谢有关。通过药物基因组学检测，可以了解患者的基因型，从而选择最适合的药物和剂量。

　　治疗药物监测　借助治疗药物监测技术，监测患者体内治疗药物的浓度，确定最佳给药方案，减少用药的安全风险。可以在一定程度上节省医疗资源，减轻患者的经济负担。

临床用药评估　一些药物可能与其他药物产生相互作用，影响其效果或增加不良反应的风险，可以通过了解患者正在使用的所有药物来避免药物的相互作用。通过评估患者的用药依从性，并为患者提供必要的用药教育和指导，可以改善患者的治疗结局。

　　人工智能技术　人工智能可通过分析大量的医疗数据，学习不同患者对药物疗效的反馈信息，从而为不同患者提供个性化的治疗方案。如可以通过分析患者的基因型、药物代谢能力、药物相互作用等因素，预测患者对某种药物的反应，并据此调整药物剂量或选择其他更适合的药物。此外，还可以通过分析患者的病情、生活习惯、饮食等因素，为患者提供个性化的生活方式指导。

　　总之，临床药物治疗应在综合考虑患者的个体特征和当前的生理病理状态，制定出适合患者的最佳治疗方案。

（缪丽燕　薛　领）

8. 哪些药物
需要进行治疗药物监测

　　即便使用同一剂量的同一种药物，不同患者往往会因为个体差异或其他原因而出现有效、无效、中毒等不同反应。因此治疗药物监测对患者非常重要，医生可根据患者血液中药物浓度高低调整剂量，使得用药方案个体化，达到临床治疗的有效性和安全性。但也并非所有药物在任何时候都需要进行监测。

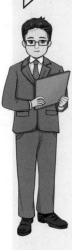

专家说

　　可用于治疗药物监测的药物应该满足以下条件：①血药浓度可以代表药物作用部位的浓度；②血药浓度与药物的效应呈正相关；③药物的疗效无法用简单的临床指标来评价；④有效血药浓度范围和中毒浓度已知。在具备以上条件的前提下，出于以下原因用药时应考虑治疗药物监测（TDM）。

　　1. 有效药物浓度范围窄，血药浓度稍高就会出现不良反应，稍低则无疗效。如强心苷、免疫抑制剂和抗癫痫药。

　　2. 以控制症状发作或复发为目的的长期用药。如抗癫痫药、抗心律失常药和长期用于症状发作前的预防性用药，必须定期监测患者的血药浓度是否在有效范围内。

　　3. 药物治疗无效原因的查找。对于诊断明确、用药恰当，但患者未达到预期疗效的情况，监测血药浓度可排除是否患者未按医嘱用药或因药品质量及患者个体差异导致未达到治疗血药浓度，此时应进行治疗药物监测。

　　4. 出现原因不明的不良反应，应考虑监测血药浓度。例如，一些药物的不良反应与疾病本身症状相似，怀疑是药物中毒但是临床上又不能辨别时，应该进行治疗药物监测。

5. 联合用药可能产生严重不良反应。如红霉素与茶碱联用，奎尼丁与地高辛联用，会使茶碱及地高辛血药浓度增高，需要调整剂量。

6. 老龄患者、新生儿及婴幼儿患者，心肝肾功能不健全或衰退者，药物排泄较成人缓慢者，应进行治疗药物监测。

7. 某些药物在体内代谢的个体差异大，难以通过控制剂量来预测给药后血药浓度。代表药物有苯妥英钠、氨茶碱。

（缪丽燕　董　吉）

9. 为什么使用某些药物前要做**基因检测**

生活中大家也许会发现，有人饮酒千杯不醉，但有人一沾即倒，酒量的大小和来自基因的个体差异关联很大。体内乙醛脱氢酶基因突变的人，将酒精代谢为水的过程被阻断，喝酒后产生的乙醛易蓄积。与酒精代谢类似，基因也会造成不同患者对同一种药物的反应存在差异。基因决定了我们服用某些药物是否管用，是否会发生不良反应。因此，为了更好地防范药物治疗风险、保证药物治疗效果，医生会建议一些患者在使用某些药物前进行基因检测。

关键词

基因检测 药物反应

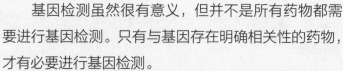

基因检测虽然很有意义，但并不是所有药物都需要进行基因检测。只有与基因存在明确相关性的药物，才有必要进行基因检测。

作用靶点明确的分子靶向药物 通过基因检测可以确定患者是否存在与靶向药物敏感性或耐药性相关的基因突变。例如，治疗肺癌的吉非替尼和厄洛替尼，需要检测靶点基因 *EGFR* 的突变情况后方可使用。

受药物代谢酶活性影响的药物 基因会影响某些药物代谢酶的活性水平，从而影响药物的代谢速率和毒性。例如，抗血小板药物氯吡格雷主要通过细胞色素 P450 酶代谢转化为活性代谢产物发挥药效。细胞色素 P450 酶基因突变的患者，氯吡格雷疗效较差，需要增加剂量或联合用药、换药。

可用基因预测严重不良反应发生风险的药物 例如，携带 *HLA-B 15:02* 等位基因的患者服用抗癫痫药物卡马西平发生严重皮肤反应的风险显著高于未携带者

其他药物反应与基因存在明确相关性的药物 需要强调的是，是否需要基因检测还要根据患者的临床情况和医生的判断最终确定。

总之，在使用某些药物前进行基因检测是非常有必要的，它可以帮助医生和患者更好地了解自身对药物的敏感性、药物代谢速度以及可能出现的药品不良反应风险。在此基础上，医生可以针对特定患者选择合适的药物和剂量，进而提高患者服用药物的疗效和安全性，实现"量体裁衣"的个体化治疗。

定制健康：精准用药下的个性化医疗

在现代医学的发展过程中，用药安全性及有效性一直是临床药师和患者的关注重点，而个体化用药已成为药学的重要发展方向之一。当前，"精准用药"已经成为一个备受瞩目的概念，这一医疗策略综合考虑个体的遗传、病理、生理和药理等多方面因素，为每位患者量身定制最佳治疗方案。精准用药不仅提高了治疗效果，还减少了药物不良反应，真正实现了"以患者为中心"的个性化医疗。

个体差异是生物学中的普遍现象，对药物反应的影响尤为显著。在日常生活中，大家经常有这样的疑惑：有些人服用药物后有疗效，有些人服用同样的药物后没什么反应；吃同一种药，有些人没事，有些人却过敏……产生这种现象，除了与个体服用药物剂量以及对药物反应有异质性差异外，还与人与人之间的个体差异有关。

个体差异是每个人在基因、环境和生活方式等方面的独特性，在很大程度上影响了药物在不同个体中的效果。如遗传因素，基因组中的微小变异，如CYP450酶系基因的多态性，显著影响药物的代谢速度和方式。例如，由于基因变异，有些人体内某些药物代谢酶的活性较低，增加了药物的毒性风险。还有生理因素，年龄、性别、体重等生理因素会影响药物在体内的分布和代谢，老年人由于肝肾功能下降，药

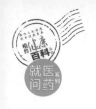

物代谢缓慢，可能需要调整药物剂量。

个体化用药就是实现药物治疗"因人而异""私人定制"，充分考虑导致药物差异反应的遗传因素，对不同个体的药物相关基因从分子水平进行检测，识别与药物代谢、疾病易感性相关的基因变异，临床医生再结合患者的病情及实际经验，"量体裁衣"，选择适合个体的药物种类及剂量，提高药物疗效，降低不良反应。通过基因检测，帮助患者实现个体化用药：因人选药——根据个体基因型选择最佳药物，提高药物疗效；因人定量——根据个体基因型调整药物剂量，减少不良反应，提高患者的满意度和就医体验。

精准用药通过整合基因、环境和生活方式等多方面的信息，为患者提供个性化的治疗方案，是现代医学的重要发展方向，目前已在肿瘤、心血管疾病、精神疾病等领域改善治疗获益，展现出巨大潜力。随着基因测序技术和数据分析能力的不断提高，精准用药将在更多疾病领域得到应用，显著改善患者的治疗效果和生活质量。未来，精准用药将进一步推动医学的进步，实现"以患者为中心"的真正个性化医疗。

（赵志刚　缪丽燕　陈之遥）

三

过期药
处理

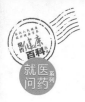

10. **过期药品**可以随意丢弃吗

很多家庭会储备一些药品，以备不时之需，某些药品因为使用频率不高，三年两载过去，难免会过期。过期的药品应该如何处理呢，是继续使用，还是将其丢弃？丢弃过期药品又应该注意哪些问题呢？

专家说

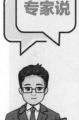

过期药品 指超过有效期的药品，属于废药品。我国《国家危险废物名录（2021 年版）》附录《危险废物豁免管理清单》规定，家庭日常生活或者为日常生活提供服务的活动中产生的废药品属于生活垃圾中的危险废物，只要未集中收集，废药品可不按危险废物管理，按照生活垃圾处理。

住房和城乡建设部等 9 部门在 46 个重点城市先行先试的基础上，于 2019 年 4 月 26 日印发《住房和城乡建设部等部门关于在全国地级及以上城市全面开展生活垃圾分类工作的通知》，决定自 2019 年起在全国地级及以上城市全面启动生活垃圾分类工作，"废药品及其包装物"按有害生活垃圾回收。

因此，过期药品可以自行处理，将药品包装盒破坏后，按有害生活垃圾丢弃、分类回收；也可将过期药品送至部分医院药房、药店等正规回收点进行回收，集中进行无害化处理，以减少对环境产生的危害。

同时，为了保证家庭备药在关键时刻能发挥作用，建议定期对家庭小药箱进行盘点，将过期药品替换为正常效期内药品。

（程宗琦　陶　婧）

11. 为什么**药品过期**后不能使用

如今许多家庭有家庭小药箱，里面放着家庭必备的"感冒药""退热药"等，当家庭成员遇上轻微的感冒、发热、头痛时，居家小药箱就能适时发挥作用。然而有一种情况可能很多人遇到过：当你拿出药箱，找寻合适的药品时，发现需要的药品已经过期半年。那么问题来了：过期药，吃还是不吃？

药品应当按照储存要求妥善保存，对于大多数药品来说，最好储存在阴凉、干燥的地方，有些则需要在冰箱中冷藏储存。不适当的储存方法（如潮湿或高温环境）会使那些尚未达到有效期的药品提早变质。

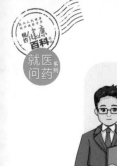

　　药品有效期可以在药瓶或药盒的印刷标签或冲压印记上找到，过期药不但药效降低，还可能危害健康。

　　过期药疗效降低　药品保存过程中，有效成分缓慢降解，过期后有效成分含量已经不能保证疗效。例如过期的抗生素可能无法治愈感染，导致病情延误，并可能诱导病原体产生耐药性。

　　使用过期药可能危害健康　药品过期后，由于成分发生降解产生杂质，毒性增加，轻则过敏，重则中毒。此外，某些过期药物有细菌生长的风险，不仅会延误疾病的治疗，还可能对身体造成新的伤害。

　　中药存在有效期吗　中药入药，有鲜有陈。中药和中药饮片的内在质量稳定性受原料药材、炮制工艺、包装、贮藏等多种因素的影响，因此中药也存在安全使用期限。一些含有大量脂肪、多糖的品种，放置时间久了，容易出现"走油"的情况；一些含挥发性成分的中药饮片，贮藏时间过长，有效成分容易发散，造成疗效降低。目前市场上的中药材大多没有标注有效期，已经发生性状改变的中药不建议继续使用；对家中存储时间较长、无法判断是否安全的中药，建议咨询药店或医院药房。

　　使用有效期内的药品是确保安全和疗效的必要条件，一旦超过有效期，就无法保证药品的安全性和有效性。如果药品已经过期，请不要服用。

（缪丽燕　陶　婧）

四

药学服务
在您身边

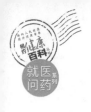

12. 医院**药师**能为患者
提供哪些服务

药师提供的服务可概括为两类：一类是让患者"有药用"，即负责药品采购供应、药品调剂、静脉用药集中调配和医院制剂配制，指导病房（区）护士请领、使用与管理药品；另一类是让群众"会用药"，其职责是进行用药指导，提供药学服务。其中，医院药师的主要职责是提供药学服务。

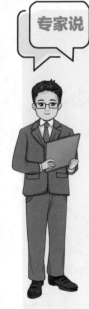

专家说

面对患者的药学服务可以概括为以下六个方面。

用药教育　用药教育服务是最为常见的药学服务，是指药师面对各类患者，通过各种交流形式，对药物的基本用途、预期疗效、剂型、给药途径、剂量、用药时间等作出说明。

药物重整　是指药师在住院患者门诊就诊、入院、转科或出院等重要环节，通过与患者沟通、查看相关资料等方式，了解患者的用药情况，给出用药方案调整建议，并对不适宜药物进行调整的过程。

药学监护　药学监护是指药师应用药学专业知识为住院患者提供直接的、与药物使用相关的药学服务。药师对有需要的患者进行用药方案合理性评估、用药方案疗效监护；药品不良反应监护；对药物基因检测、治疗药物监测等结果解读并根据结果实施药学监护。

药学门诊服务　即药师在专门的药学门诊为患者提供的一系列专业化服务，内容包括评估患者的用药情况、提供用药咨询、开展用药教育、提出用药方案调整建议等。药师通过充分了解患者各方面的用药信息，着重关注患者的治疗需求，解决个体化用药及其他合理用药的相关问题。

居家药学服务　居家药学服务的对象为与家庭医生团队签约的居家药物治疗的患者。药师对患者提供普及健康知识、评估药物治疗需求；整理制作用药清单；开展用药咨询及用药教育；管理家庭药箱；药物不良反应筛查；药物相互作用筛查；用药方案调整建议的服务。

在线用药咨询　药师咨询团队通过互联网平台、医院公众号以及专业 APP 进行药学专业服务，在患者不方便来医院的情况下与患者及时进行沟通、解答患者的用药问题，确保患者用药的安全性、合理性、经济性，促进医疗资源共享。

健康
云课堂

如何理解临床药师与药学服务

（谢　茜　姑丽尼格尔·艾尼瓦尔）

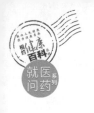

13. 如何通过**电话**向
药师进行**咨询**

电话 药物咨询

通常，医院会向群众开设药物电话咨询服务，市民可以在医院微信公众号或者官网查询到咨询电话，通过电话就可以得到专业药师的答疑解惑。

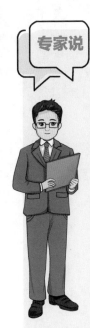

专家说

很多患者在服用药品时会产生各种疑惑，但苦于没有可以解决的途径，只能上网寻求答案，但网上的答复五花八门，各有说辞，难以让人信服。对于不擅长上网的老年患者来说，网上咨询也不切实际。因此打电话向药师进行用药咨询是一个方便快捷的方式。很多医院为解决患者的用药疑惑，开设了药师电话咨询通道，电话咨询服务可以解答药物用法用量、注意事项、不良反应等相关问题，特别是孕期、哺乳期、老人、儿童等特殊人群，足不出户即可获得专业用药指导；也可为高血压、糖尿病、慢性阻塞性肺疾病等慢病患者提供药物治疗管理服务。

在进行电话咨询时，首先应当清晰描述想咨询的问题；尽可能提供完整的疾病发生发展过程信息、基础疾病信息及之前的治疗情况；尽可能提供详细的药物信息，包括药名、剂型、规格、用药频次、疗程以及正在服用或长期服用的药物清单；需要提供过敏史和不良反应史，尽可能具体到药物；孕期用药咨询需要提供末次月经日期和平均月经周期；哺乳期用药咨询需要告知宝宝的年龄、是否足月产和宝宝的健康状况、纯母乳喂养还是混合喂养；儿童用药咨询需要告知儿童的年龄、体重。慢性病用药咨询需告知患者的身高、体重、血压、血脂、血糖、肝功能（如谷草转氨酶、谷丙转氨酶水平）、肾功能（如血肌酐水平）等信息。

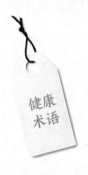

药物治疗管理　是指具有药学专业技术优势的药师对患者提供用药教育、咨询指导等一系列专业化服务，从而提高用药依从性、预防患者用药错误，最终引导患者进行自我用药管理，以提高疗效。

（谢　菡　姑丽尼格尔·艾尼瓦尔）

14. 如何通过**互联网**向药师进行**咨询**

各大医疗机构一般均会在官网设立互联网药师咨询平台，进入互联网咨询平台后，点击"药师服务"，选择"咨询药师"，在确定选择了适合自己的药师后，即可进行图文或者视频咨询。

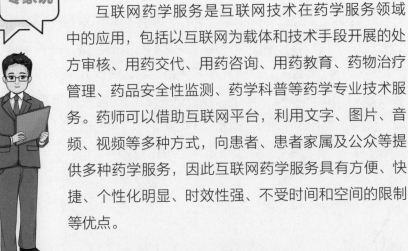

专家说

互联网药学服务是互联网技术在药学服务领域中的应用，包括以互联网为载体和技术手段开展的处方审核、用药交代、用药咨询、用药教育、药物治疗管理、药品安全性监测、药学科普等药学专业技术服务。药师可以借助互联网平台，利用文字、图片、音频、视频等多种方式，向患者、患者家属及公众等提供多种药学服务，因此互联网药学服务具有方便、快捷、个性化明显、时效性强、不受时间和空间的限制等优点。

公众通过互联网进行药学咨询时，可以在各大医疗机构官网找到互联网咨询平台入口，进入后找到"药师服务"，然后选择"咨询药师"，再根据自身问题选择专业药师，进行图文或者视频的咨询。各大医疗机构的咨询流程可能存在细微差别，建议患者咨询前在公众号或者官网查询相关信息。提交咨询后药师会第一时间收到提醒并完成解答，患者收到解答后可对药师服务作出评价。

药师咨询团队通过互联网平台进行药学专业技术服务，在患者不方便来医院的情况下与患者及时进行沟通，确保了患者用药的安全性、合理性、经济性，促进了医疗资源共享。但互联网药学服务不能面诊患者，仅依靠患者提供的信息及既往的就诊信息提供服务，往往存在一些不足。

（谢 菡　程明霞）

关键词

互联网　药学咨询

就医问药系列

你的健康百科

15. 药学会诊

可以给患者带来什么

关键词

药学会诊 临床工作

药师参加临床会诊，是为了提供更加优质的药学服务，主要可以解决三个方面的问题，即识别潜在的药物相关性问题、预防潜在的药物相关性问题、解决实际发生的药物相关性问题。

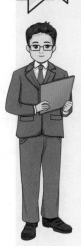

专家说

随着临床药学工作在全国范围内日益深入开展，临床药师参与临床治疗工作逐渐受到重视，其受邀参加患者用药会诊的机会逐渐增多。在医疗系统中，临床药师是药物治疗的专家，药师可在会诊过程中为临床工作提供合理的用药建议，并在诸多方面帮助医院规避医疗风险。药师通过临床会诊实践，既锻炼了临床思维模式，又可为临床医生及患者提供全方位的药学专业服务。

会诊时，药师需要遵守药学会诊规范，首先要认真阅读病历，了解患者的一般情况、药物过敏史、病情演变过程、重要器官（心、肝、肾）功能、目前用药情况等。接着去探视患者，了解患者目前的病情，然后考虑用药的有关问题。会诊后，药师还要与医生及患者保持联系，了解会诊时提供的药物治疗方案是否被采纳，如被采纳，疗效如何、有何不良反应等。临

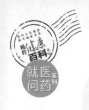

床会诊经常涉及的问题包括药物的选择应用、药物不良事件的识别与处理、药物相互作用等。药学会诊为患者带来了许多好处，包括个性化治疗方案、减少不良反应、优化治疗方案、提供更完善的药物信息、监测药物疗效。

药师参与临床会诊，可以利用药学人员在药学方面更强的专业性，有利于与临床医生打好配合、补足短板，进一步减少用药差错，促进合理安全用药。目前，药学服务的需求日益增长，药学会诊更是体现和检验药师业务能力的重要手段，药师需要不断提高自己的业务能力和水平，努力为患者提供更好的药学服务，为医疗事业作出更大的贡献。

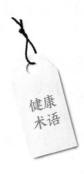

药学会诊　是指医疗机构药师应临床科室或医务部门的邀请，出于诊疗需要对患者的药物治疗方案进行优化和药学监护的药学服务。

（谢　菡　程明霞）

16. **药学门诊**可以给患者带来什么

关键词

患者看完病、拿完药，却不知道如何吃……通过药学门诊，可以有效解决这一问题，既节省了医疗资源，同时又高效便捷地为患者提供了用药服务。

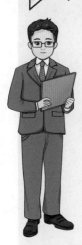

专家说

很多患者看病之后，医生开的药可能令他们感到困惑和不知所措，不知道该如何正确地服药。这个时候，药学门诊就可以帮助他们有效解决这个问题。药师可以通过与患者面对面交流，详细了解他们的健康状况和用药情况，为患者提供个性化的用药建议和策略。这种方式不仅能够节约医疗资源，还可以提高患者对用药方案的认识和使用效果，避免出现用药不当的问题，从而更好地保障患者的健康和权益。美国、日本等发达国家的实践证明，药师通过开设药学门诊，直接面向患者开展药学服务，对提高药物治疗水平、患者用药依从性、降低药物不良事件与治疗费用具有显著作用。

在药学门诊中，药师对患者进行用药评估、用药咨询、用药教育、用药方案调整建议等一系列专业化药学服务，具体分为五个步骤，即信息收集、分析评估、计划制订、计划执行以及跟踪随访。

药学门诊　用药服务

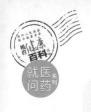
经过实践证明，通过药学门诊，患者能够与药师进行沟通，得到针对性的用药建议。此外，药学门诊还能够有效预防药源性疾病和药物不良反应，提高药物的疗效，减少患者的药品花费和后续治疗费用。药学门诊的设立，极大地保障了患者的用药安全和权益，提高了药师的执业能力和履职水平，减轻了医疗系统的负担，具有非常重要的社会价值和意义。

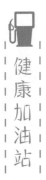

健
康
加
油
站

哪些人是药学门诊的服务对象

以下患者均可以在药学门诊就诊，寻求更合理的药物治疗方案和后期监护措施。

1. 同时接受不同医生处方的患者。

2. 服用 5 种及 5 种以上慢性病治疗药物的患者。

3. 正在服用高风险药物，包括治疗窗狭窄的药物，如抗凝药物、苯妥英钠、甲氨蝶呤的患者。

4. 服用药物导致实验室检查结果异常的患者。

5. 药物治疗依从性差的患者。

6. 近期在接受治疗时经历了药物不良反应的患者。

7. 老年人、儿童、妊娠期和哺乳期女性等特殊人群。

（谢　菡　程明霞）

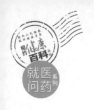

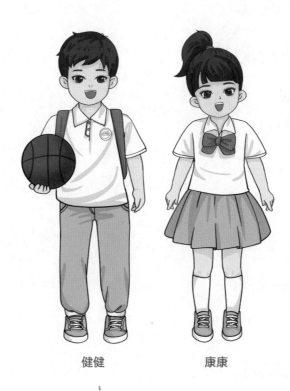

相约健康百科丛书

人物关系介绍

健健　　　　　康康

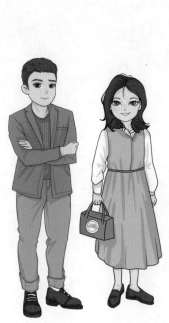

爸爸　　　　　妈妈

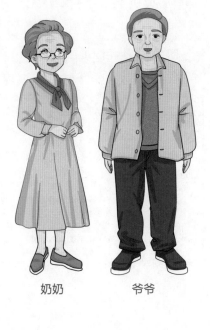

奶奶　　　　　爷爷

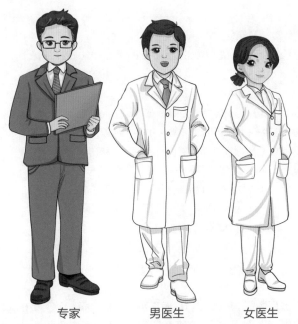

专家　　　　　男医生　　　　　女医生

图书在版编目（CIP）数据

这样用药更安全 / 赵荣生，赵志刚主编 . -- 北京 ：
人民卫生出版社，2024. 7. --（相约健康百科丛书）.
ISBN 978-7-117-36620-5

Ⅰ. R97-49
中国国家版本馆 CIP 数据核字第 2024BP9688 号

| 人卫智网 | www.ipmph.com | 医学教育、学术、考试、健康，
购书智慧智能综合服务平台 |
| 人卫官网 | www.pmph.com | 人卫官方资讯发布平台 |

相约健康百科丛书
这样用药更安全
Xiangyue Jiankang Baike Congshu
Zheyang Yongyao geng Anquan

主　　编：赵荣生　赵志刚
出版发行：人民卫生出版社（中继线 010-59780011）
地　　址：北京市朝阳区潘家园南里 19 号
邮　　编：100021
E - mail：pmph @ pmph.com
购书热线：010-59787592　010-59787584　010-65264830
印　　刷：北京瑞禾彩色印刷有限公司
经　　销：新华书店
开　　本：710 × 1000　1/16　　印张：22
字　　数：285 千字
版　　次：2024 年 7 月第 1 版
印　　次：2024 年 8 月第 1 次印刷
标准书号：ISBN 978-7-117-36620-5
定　　价：72.00 元

打击盗版举报电话：**010-59787491**　**E-mail: WQ @ pmph.com**
质量问题联系电话：**010-59787234**　**E-mail: zhiliang @ pmph.com**
数字融合服务电话：**4001118166**　**E-mail: zengzhi @ pmph.com**